STILLSITZEN WIE EIN FROSCH

DAS ARBEITSBUCH

Der Frosch sagt Hallo!

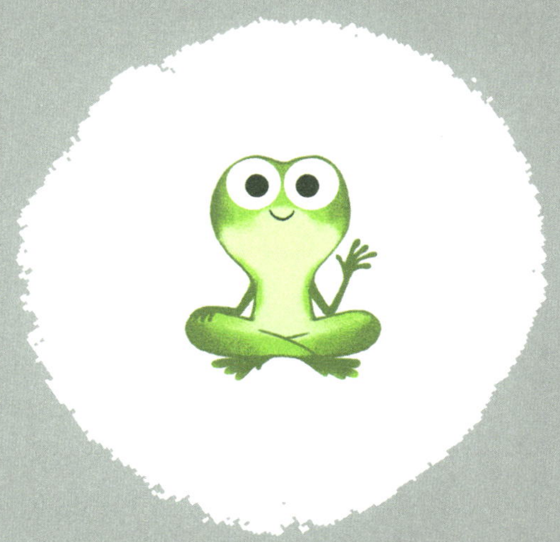

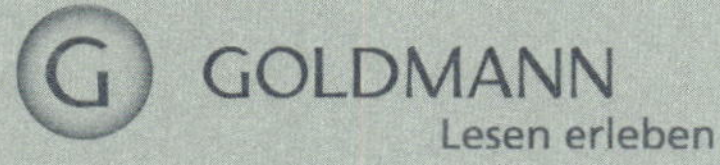

Die französische Originalausgabe erschien 2017 unter dem Titel »Calme et attentife comme une grenouille. Ton guide de sérénité« bei Les Arènes in Paris, Frankreich.

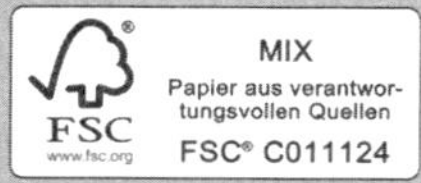

Verlagsgruppe Random House FSC® N001967

1. Auflage

Deutsche Erstausgabe August 2020

Umschlaggestaltung: UNO Werbeagentur GmbH, München
Umschlagmotiv: © Marc Boutavant
Illustrationen: Marc Boutavant
Lektorat: Werner Wahls
JG · Herstellung: cb
Satz: Uhl + Massopust, Aalen
Druck und Bindung: Mohn Media GmbH, Gütersloh
Printed in Germany
ISBN 978-3-442-22319-0
www.goldmann-verlag.de

Besuchen Sie den Goldmann Verlag im Netz

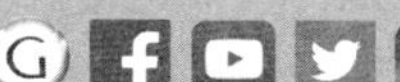

Eline Snel

STILLSITZEN WIE EIN FROSCH

DAS ARBEITSBUCH

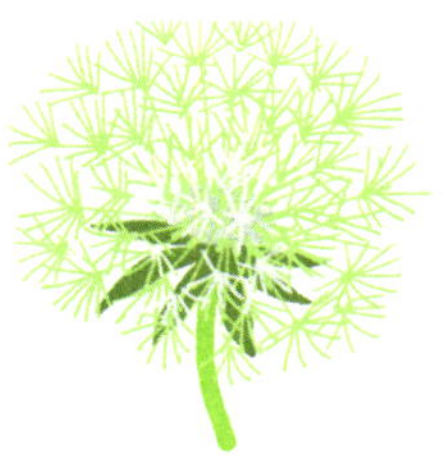

Illustriert von Marc Boutavant

Mit 5 Geschichten von Marie-Agnès Gaudrat

Aus dem Französischen von Katja Hald

GOLDMANN

Inhalt

Einleitung

Liebe Eltern,

vielleicht kennen Sie das Buch *Stillsitzen wie ein Frosch* und die beiliegende CD bereits und haben wie viele andere Eltern die Erfahrung gemacht, dass es wirksame Methoden an die Hand gibt, Kindern beizubringen, aufmerksam gegenüber sich selbst und anderen zu sein. Auch viele Lehrkräfte arbeiten an ihren Schulen mittlerweile immer häufiger mit Achtsamkeitstraining.

In diesem Arbeitsbuch findet Ihr Kind Spiele, Bastelanleitungen, Bilder, Rezepte, Anleitungen zum Zeichnen und Ausmalen sowie Geschichten zum Selbstlesen und Vorlesen. Kleinere Kinder brauchen für dieses Arbeitsbuch wahrscheinlich Ihre Hilfe, größere können es teils alleine, teils mit Ihnen gemeinsam nutzen.

In der Hektik des Alltags immer wieder ein wenig wertvolle Zeit mit unseren Kindern zu verbringen, ist nicht nur schön und unbezahlbar, es macht auch ungeheuren Spaß. Dieses Buch ist kein reines Mal- und Bastelheft. Es thematisiert Achtsamkeit, Neugier und Meditation und kann, indem es die Geheimnisse des Glücks enthüllt, ein ständiger Begleiter durch die Kindheit sein.

Auf der CD finden Sie vier Yogaübungen, ein Spiel, bei dem man lernt, einmal einfach nur zuzuhören, und die Meditation des Glücksvogels.

Ich wünsche Ihnen viel Spaß und schöne Momente mit dem Frosch.

Eline Snel

Merkkarten

Geschichten zum Meditieren

Yoga zum Spüren

Guten Tag,

ich freue mich sehr, dich kennenzulernen. Dieses Achtsamkeitsbuch habe ich mir für Kinder wie dich ausgedacht. Für Kinder, die lernen möchten, stillzusitzen und sich zu konzentrieren. Für Kinder, die andere Menschen gernhaben und glücklich sein möchten. Und für alle, die unseren Planeten zu einem besseren Ort machen wollen.

Jetzt bist du an der Reihe!

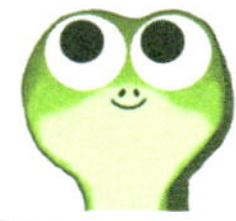

Spiele, die die Aufmerksamkeit fördern

Bilder zum Aufhängen

Kochrezepte

Übungsaufgaben

Bilder
zum Ausmalen
und Selbermalen

Liedtexte

Sticker zum
Aufkleben

hinten
im Buch

Bastelbögen

nette Worte zum
Weitersagen

ein Spiel
für mehrere

Wenn du manche Seiten wie zum Beispiel das Memoryspiel oder den Wunschbaum nicht zerschneiden möchtest, kannst du sie dir auch fotokopieren.

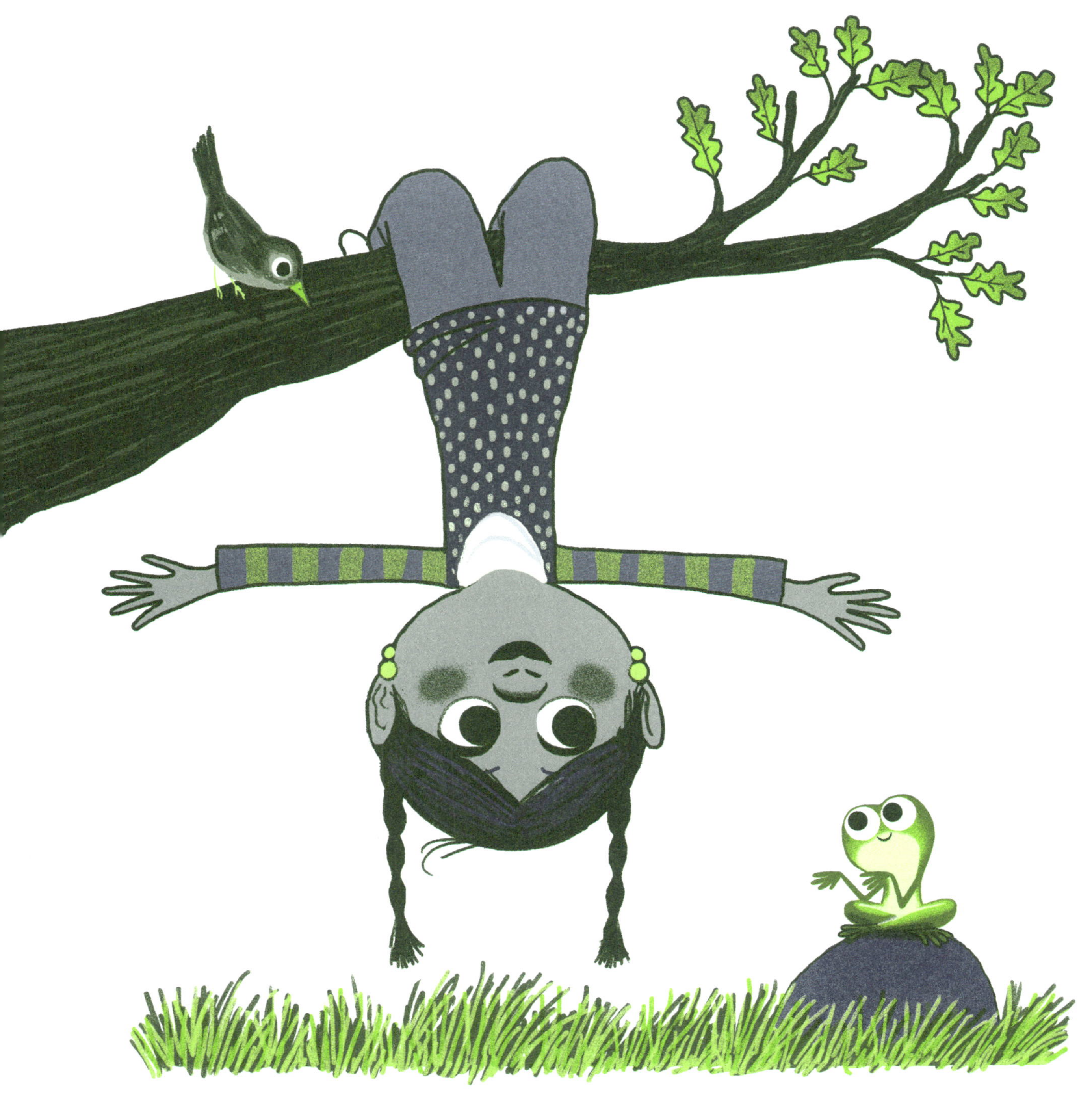

DAS VOGELMÄDCHEN

Es war einmal ein kleines Mädchen, das hatte alles, was man braucht, um glücklich zu sein. Aber es war nicht glücklich. Wenn es ein Spielzeug geschenkt bekam, war es in Gedanken bei dem Spielzeug, das sein Bruder geschenkt bekommen hatte. Wenn man ihm ein Stück Kuchen brachte, dachte es an das Eis, das es am Tag zuvor gegessen hatte.

Die Gedanken des Mädchens waren nie dort, wo es selbst gerade war. Deshalb nannten die Leute es das Vogelmädchen. Seine Gedanken flatterten in seinem Kopf umher, und es ließ sich von ihnen davontragen, ganz weit weg, wie auf den Flügeln eines Vogels.

Da seine Gedanken ständig umherflogen, ohne sich jemals auszuruhen, war das kleine Mädchen sehr unruhig. Dadurch wurde es furchtbar müde und schließlich sogar krank. Verschiedene Ärzte eilten an sein Krankenbett, aber keine Pillen und keine Medizin konnten das Mädchen wieder gesund machen.

Als ich, der Frosch, das hörte, beschloss ich, das Mädchen zu besuchen.

Am ersten Tag brachte ich ihm eine Erdbeere und sagte: »Du musst nur schmecken!« Am zweiten Tag erzählte ich ihm eine Geschichte und sagte: »Du musst nur zuhören.«

Als ich am dritten Tag kam, saß das Mädchen aufrecht im Bett. Es lächelte mich an und fragte: »Was hast du mir heute mitgebracht?« Das kleine Mädchen war wieder gesund! Es hatte herausgefunden, wie schön es ist, einfach nur eine Erdbeere zu essen, wenn man eine Erdbeere isst, oder einfach nur eine Geschichte zu hören, wenn man eine Geschichte hört.

Von diesem Tag an war das Mädchen glücklich. Es hatte die Macht der Aufmerksamkeit für sich entdeckt, die jeden Moment zu etwas Besonderem macht.

1.

Trainiere deinen Aufmerksamkeitsmuskel

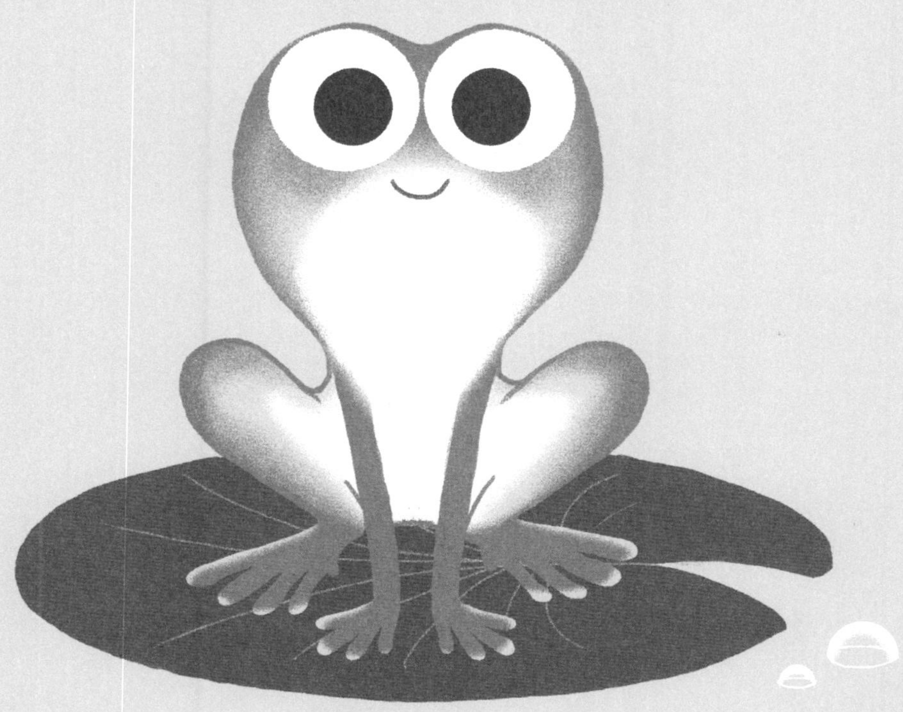

Der Frosch sitzt absolut still.
Er ist voll und ganz da. Er ist aufmerksam.
Er lässt sich von nichts ablenken.
Er registriert jede Bewegung in seinem Umfeld,
aber er reagiert nicht darauf.
Er bleibt still und aufmerksam sitzen,
ohne sich zu bewegen.

Atmen

Meistens merkst du gar nicht, dass du atmest. Mit dieser Übung kannst du dir bewusst machen, wie dein Atem ein- und ausströmt. Schon wenn du merkst, dass du atmest, bist du aufmerksam.

Fahre mit dem Finger die grünen Linien entlang und atme dabei ganz ruhig. Wenn die Welle nach oben geht, atmest du ein, wenn sie wieder nach unten geht, atmest du aus.

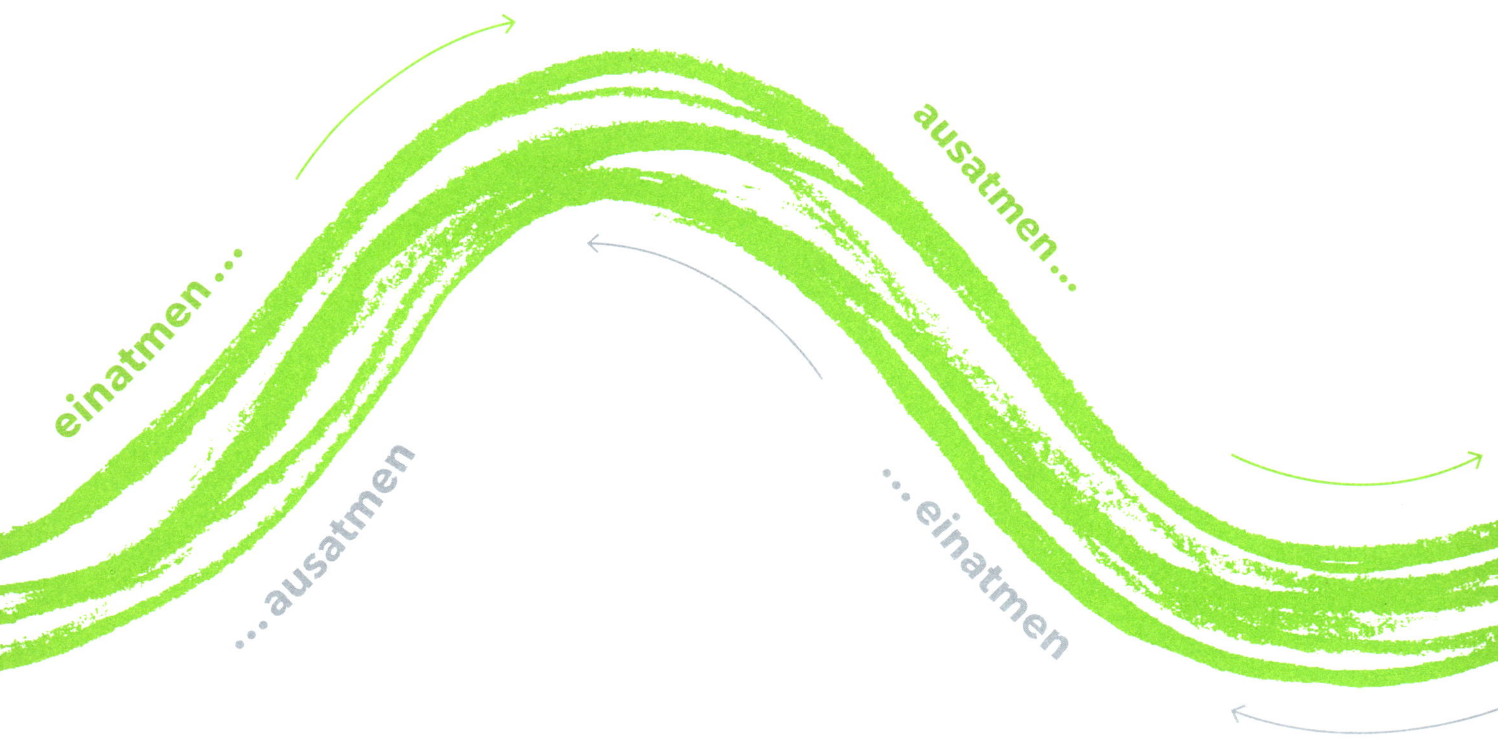

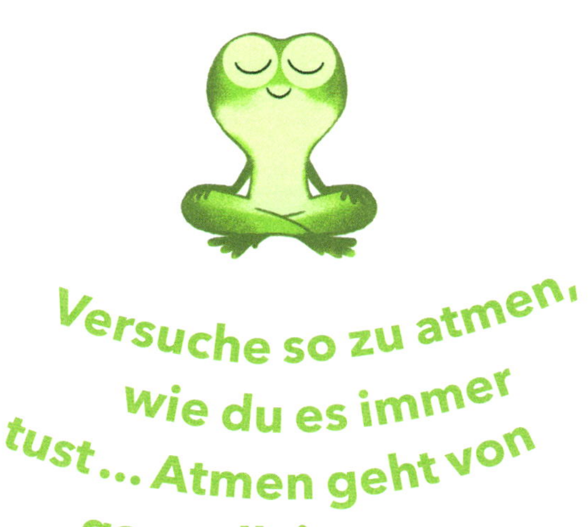

Versuche so zu atmen, wie du es immer tust … Atmen geht von ganz alleine …

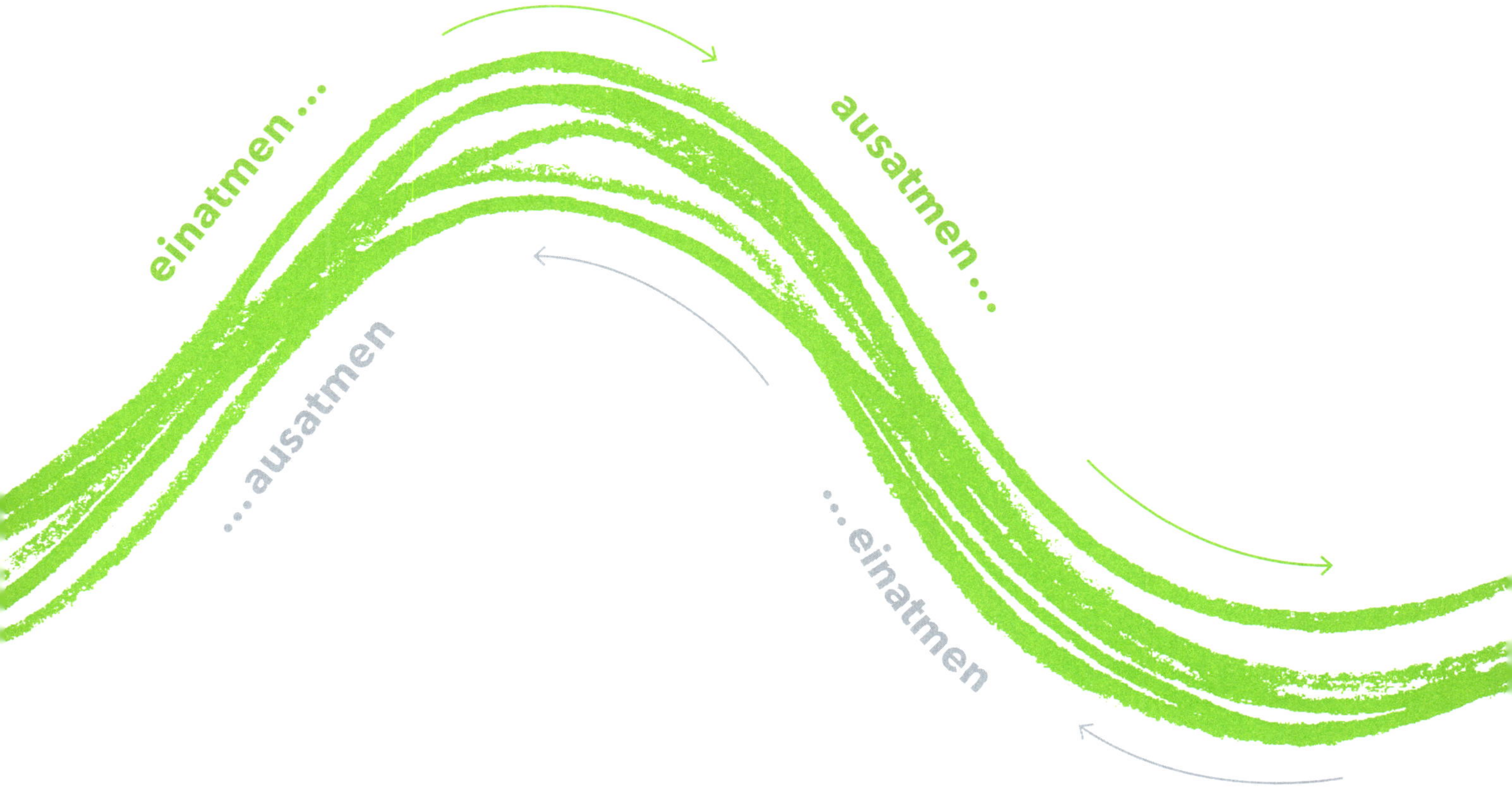

einatmen …

ausatmen …

… ausatmen

… einatmen

Am Ende der Linie fährst du in die andere Richtung zurück.

Zeichne deinen Atem

Deinen Atem zu beobachten kann sehr nützlich sein, wenn du wütend, gestresst oder angespannt bist. Das Atmen hilft dir, dich zu beruhigen.

Zeichne deine Atemwellen:

- wenn du nervös bist,
- wenn du sehr ruhig bist,
- wenn du Angst hast.

Beim Atmen kannst du nichts falsch machen. Dein Atem tut immer, was er soll.

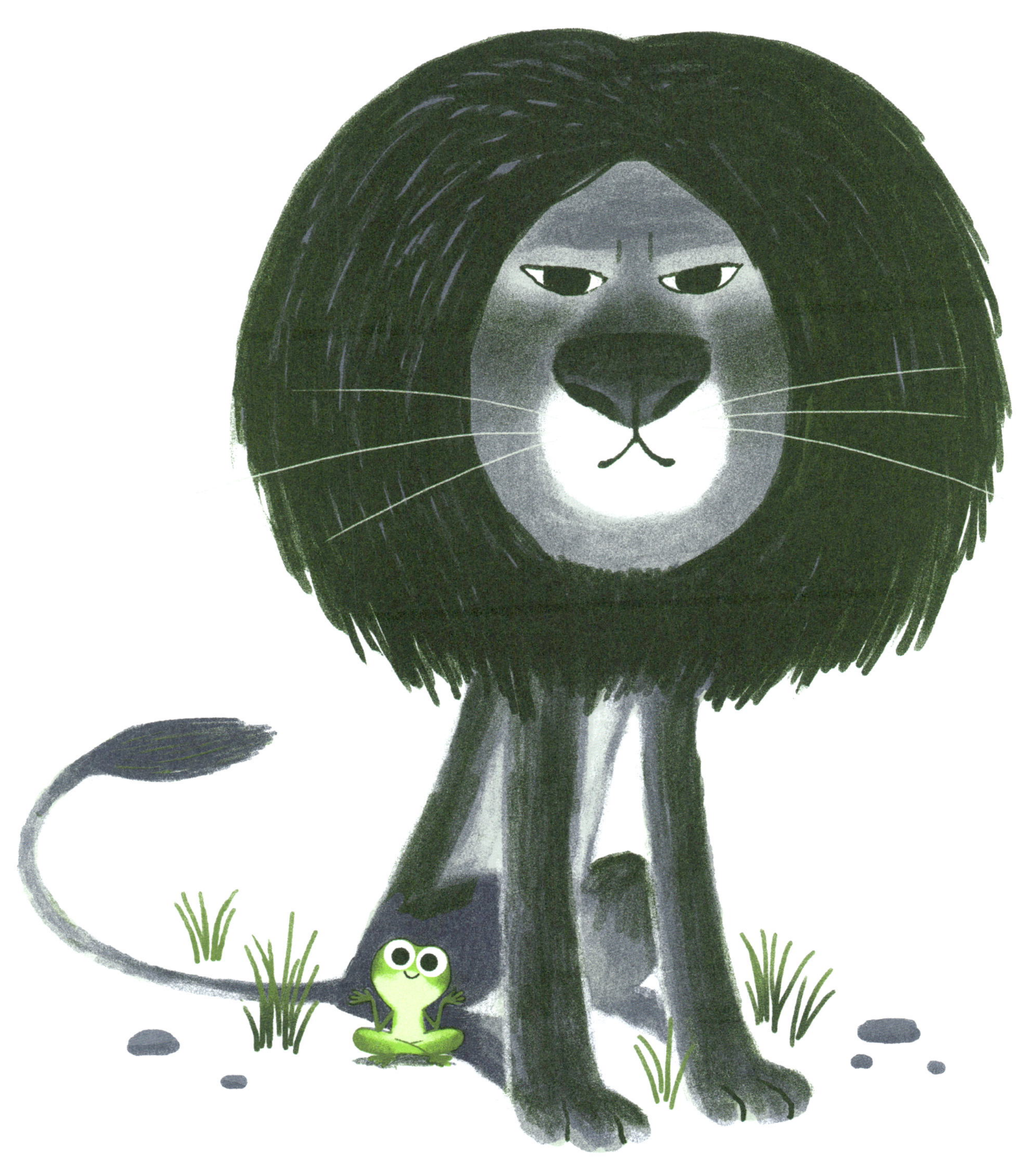

DIE ANGST DES LÖWEN

Es war einmal ein schöner und mächtiger Löwe. Die Tiere der Savanne fürchteten ihn, und wenn er sich näherte, liefen sie davon.

Ich, der Frosch, liebte es, ihn zu beobachten. Wenn er auf Beute lauerte, völlig unbeweglich, waren all seine Sinne hellwach. Er war ein Meister der Aufmerksamkeit. Der Löwe wusste genau, was er zu tun hatte. Er blieb absolut ruhig, war schnell, geschmeidig und extrem gefährlich!

Aber eines Tages entdeckte ich den Löwen zu meiner Überraschung gefangen im Netz eines Jägers. Voller Panik wand er sich in alle Richtungen. Bei dem Versuch, sich zu befreien, verletzte er sich an einem Baumstamm und riss sich an einem Felsen die Krallen aus. Die Angst hatte ihm all seine Fähigkeiten geraubt.

Als er nur noch ein armes, verletztes Tier war, näherte ich mich ihm und begann, ganz ruhig zu atmen. Ich atmete so laut, dass er hören konnte, wie ich ein- und ausatmete … ein und aus.

Mit der Zeit fing er an, im selben Rhythmus zu atmen wie ich, und wurde ruhiger und ruhiger. Er entspannte sich und sah sich um. Da erst erkannte er, dass er im Netz des Jägers gefangen war. Er wusste sofort, was er zu tun hatte. Mit seinen kräftigen Zähnen biss er in aller Ruhe die Maschen durch, zerfetzte sein Gefängnis mit seinen Tatzen und befreite sich.

Der Löwe wusste nun, dass Atmen hilft, wenn man in Panik gerät.

Zutiefst aufmerksam sein

Hier eine Übung, die deine ganze Aufmerksamkeit erfordern wird. Sie hat zwei Teile: Zuerst darfst du etwas ausmalen, dann kommt das Spiel.

1. Male das erste Wort blau aus, das zweite Wort grün, das dritte Wort rot und das vierte Wort gelb.

2. Sage die Farben, in der die Wörter geschrieben sind, ohne auf die Wörter selbst zu achten. Wenn du noch nicht lesen kannst, ist das einfach. Aber wenn du schon lesen kannst, wirst du feststellen, dass dein Gehirn möchte, dass du das Wort sagst, und nicht seine Farbe.

ROT

GELB

BLAU

GRÜN

Genau beobachten

Aufmerksam zu beobachten ist etwas, das man lernen kann, wie eine Sportart oder ein Instrument. Deine Beobachtungsgabe hilft dir, die Welt um dich herum besser zu erkunden.

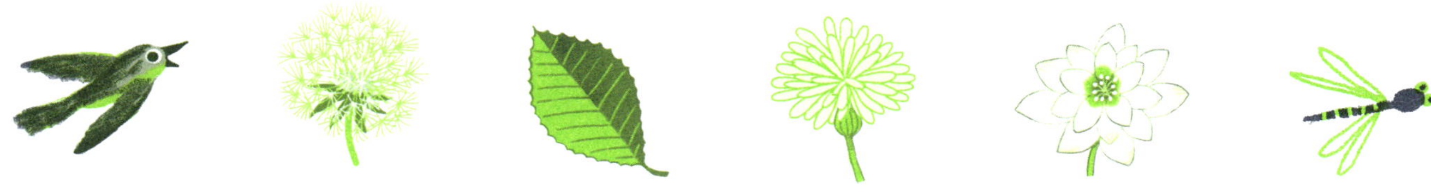

Schau ganz genau hin und entscheide, welche Reihe gleich ist wie die oben.

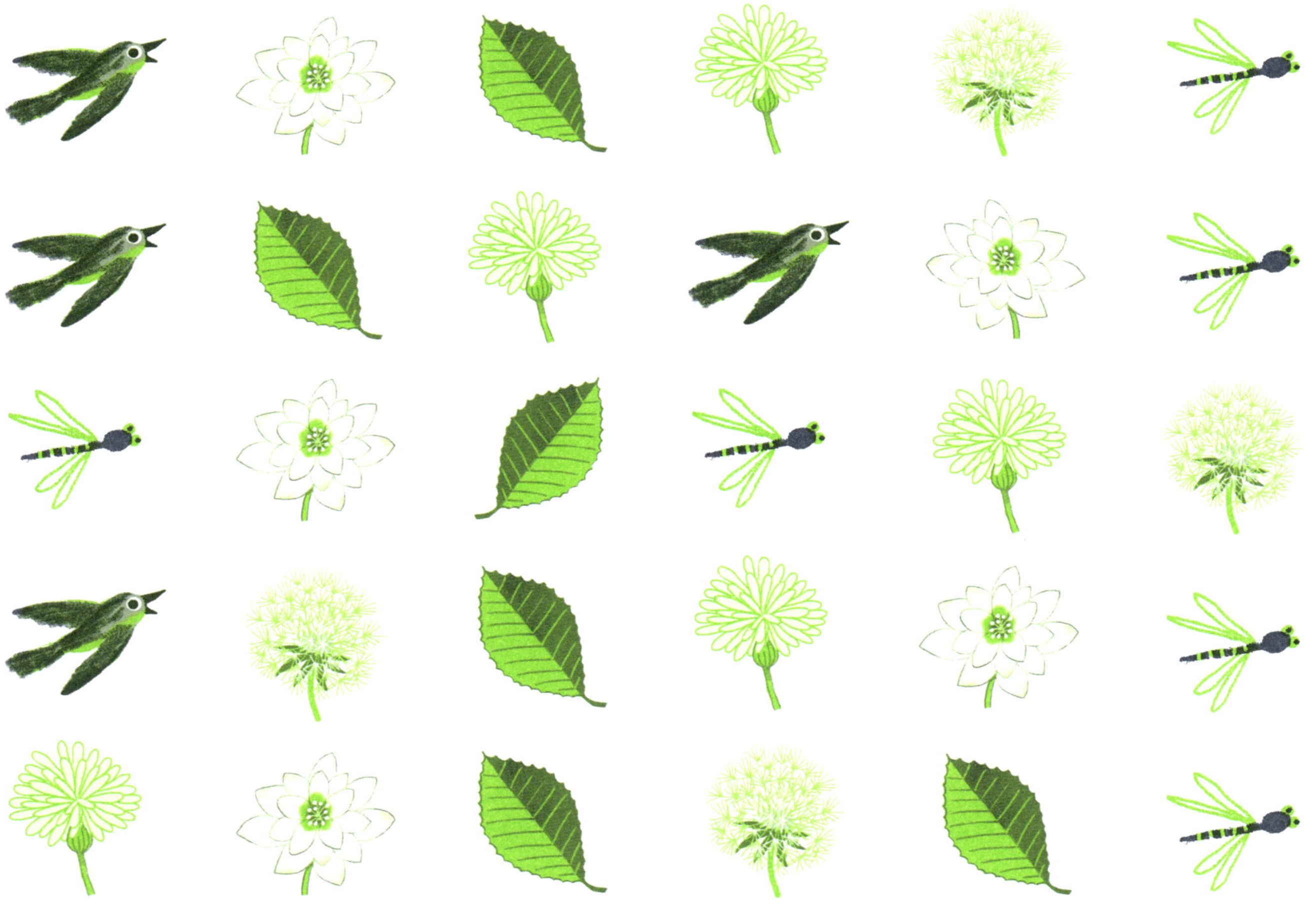

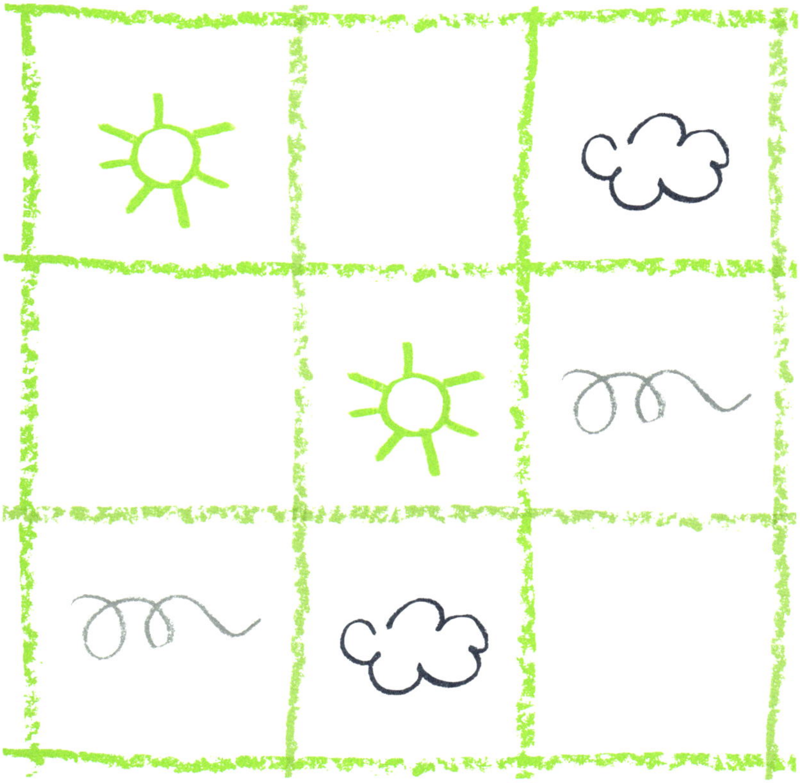

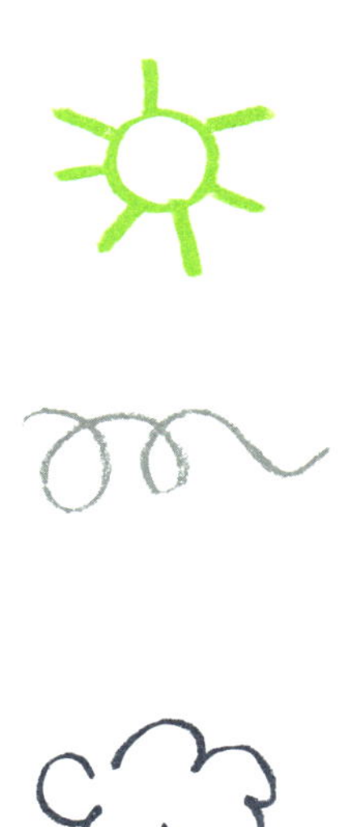

Hier habe ich ein kleines
Sudoku für dich.
Vervollständige die Gitter so,
dass jedes Bild pro Reihe,
längs oder quer, nur einmal
vorkommt.

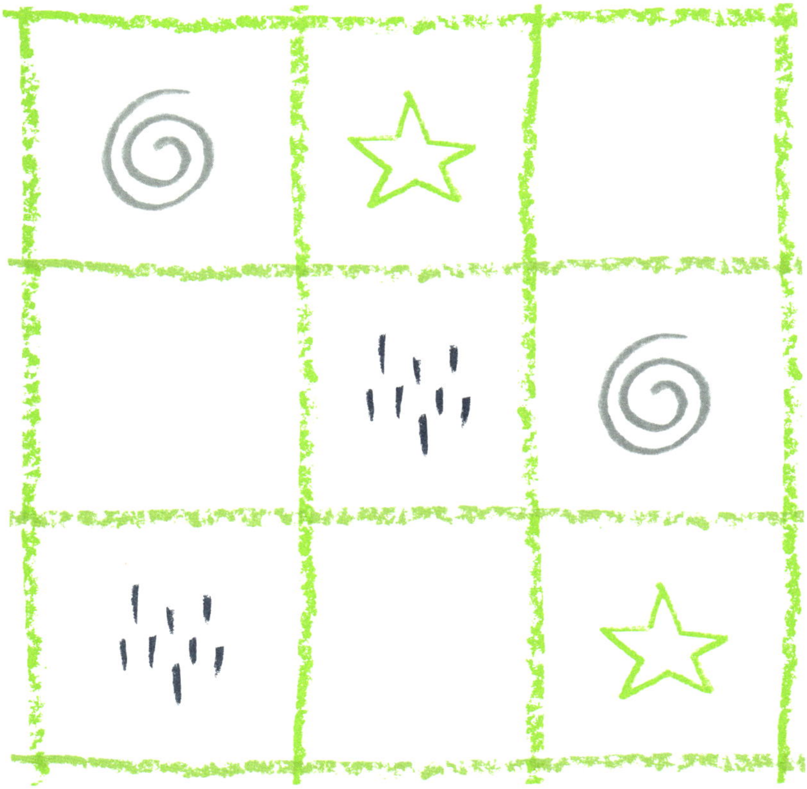

Sich konzentrieren

Wer aufmerksam beobachtet, konzentriert sich. Konzentration ist ein anderes Wort für Aufmerksamkeit.

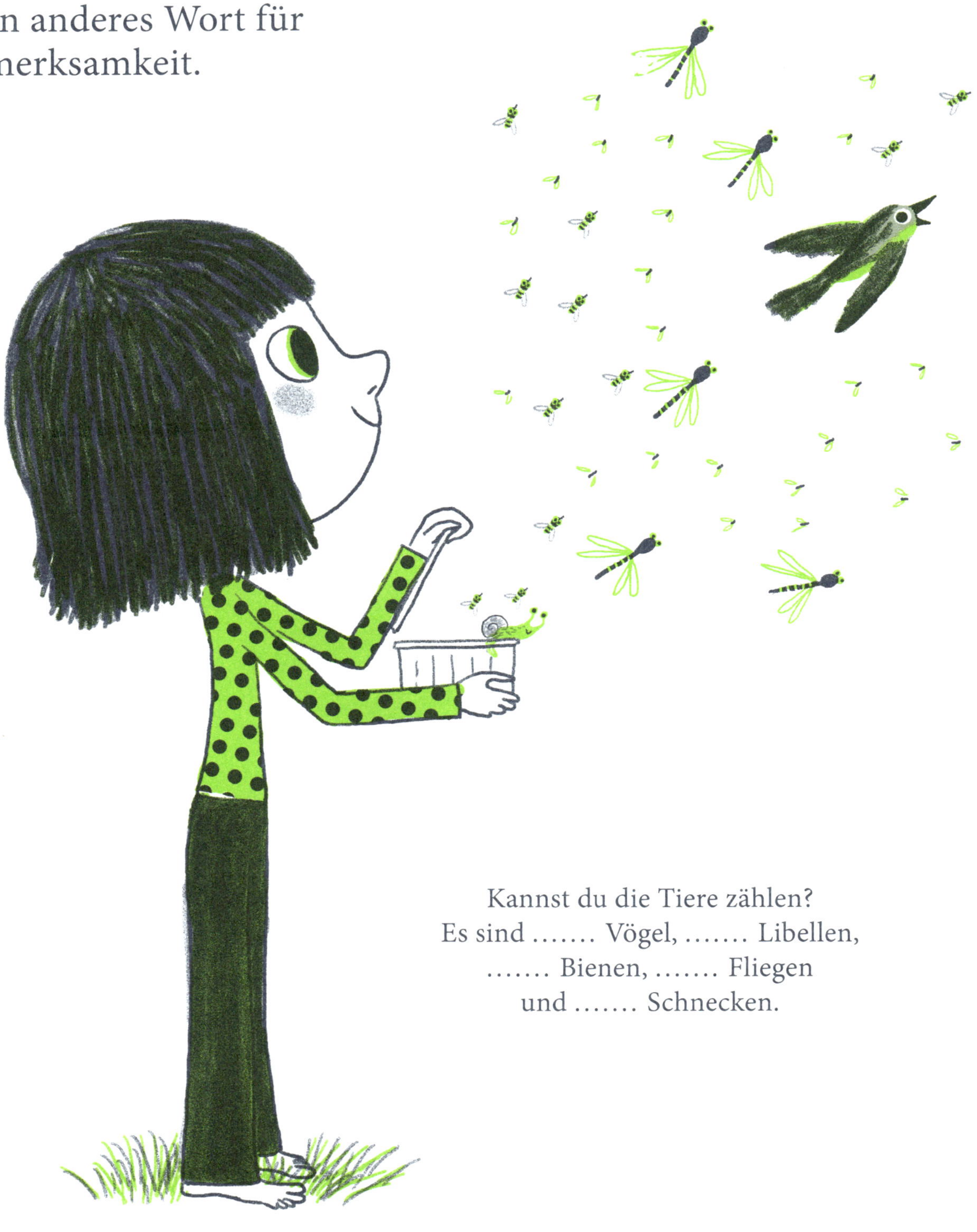

Kannst du die Tiere zählen?
Es sind .... Vögel, ... Libellen,
.... Bienen, ... Fliegen
und .... Schnecken.

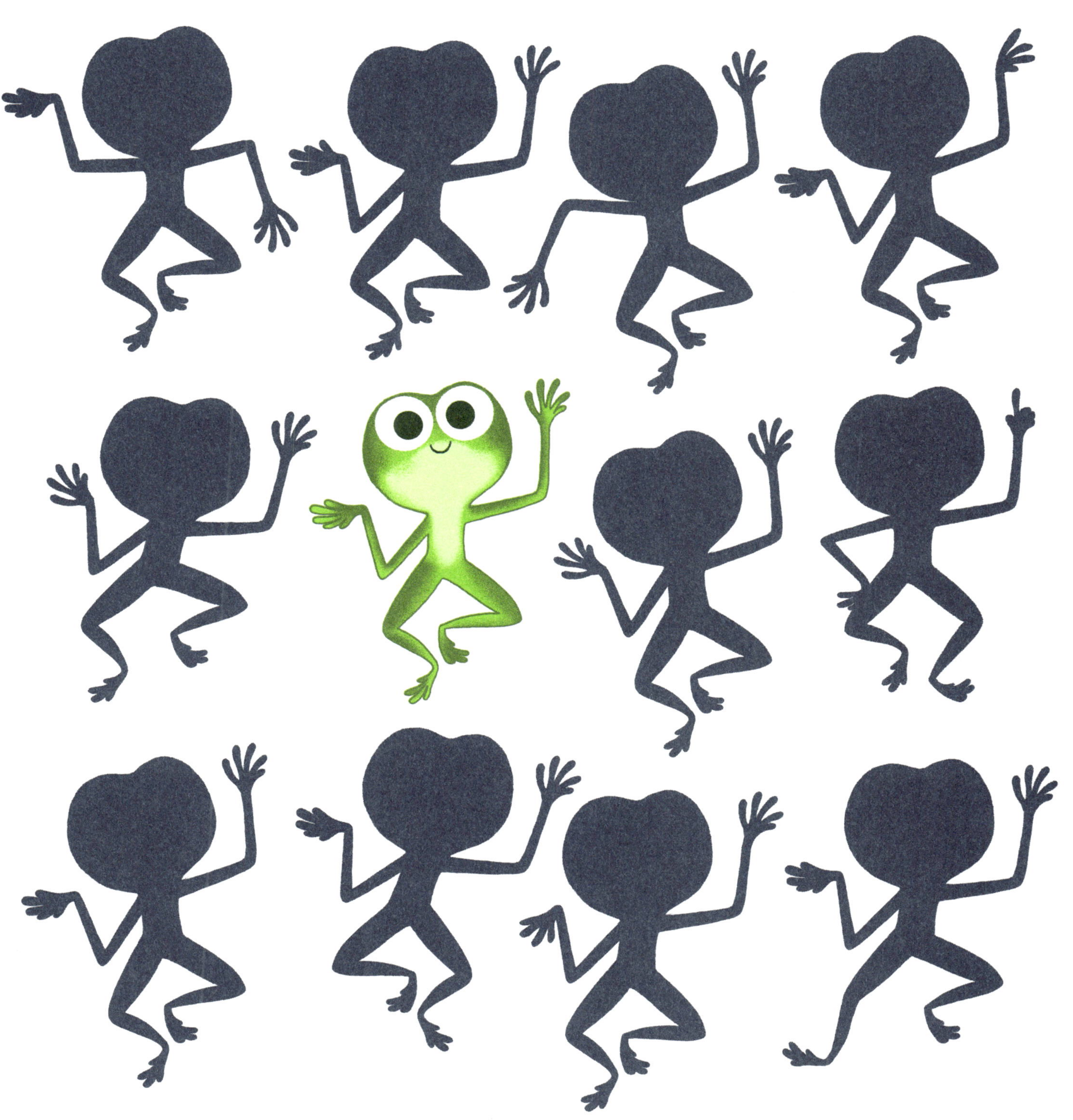

Welcher Schatten gehört dem Frosch?

Gedächtnistraining

Unser Gedächtnis hat sehr viele Löcher, weshalb wir viele Dinge vergessen. Aber indem wir richtig gut aufpassen, können wir unser Gedächtnis trainieren.

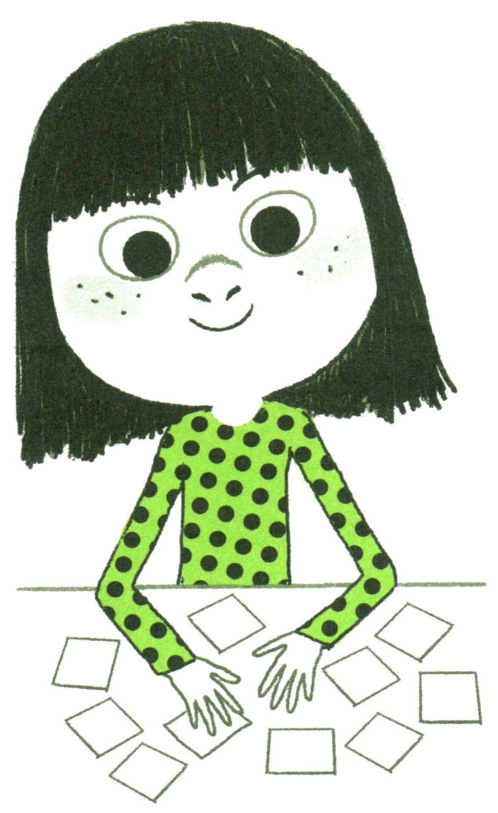

Spürst du die Anspannung, wenn du versuchst, dich zu erinnern? Und vergiss nicht zu atmen!

MEMORY
SPIELVORBEREITUNG

Schneide die Karten aus und schreibe auf die Linien, was darauf abgebildet ist.

SPIELVERLAUF

Für zwei Spieler

1. Lege die Karten umgedreht auf den Tisch und mische sie.
2. Einer der Spieler dreht zwei Karten um. Sind sie gleich, darf er sie behalten und zwei weitere Karten umdrehen.
3. Sind die Karten verschieden, legt er sie an ihren Platz zurück, und der andere Spieler ist an der Reihe. Der Spieler, der am Ende die meisten Karten hat, hat gewonnen.

Für einen Spieler

Du kannst dieses Spiel auch alleine spielen. Es ist zu Ende, sobald du alle Paare gefunden hast.

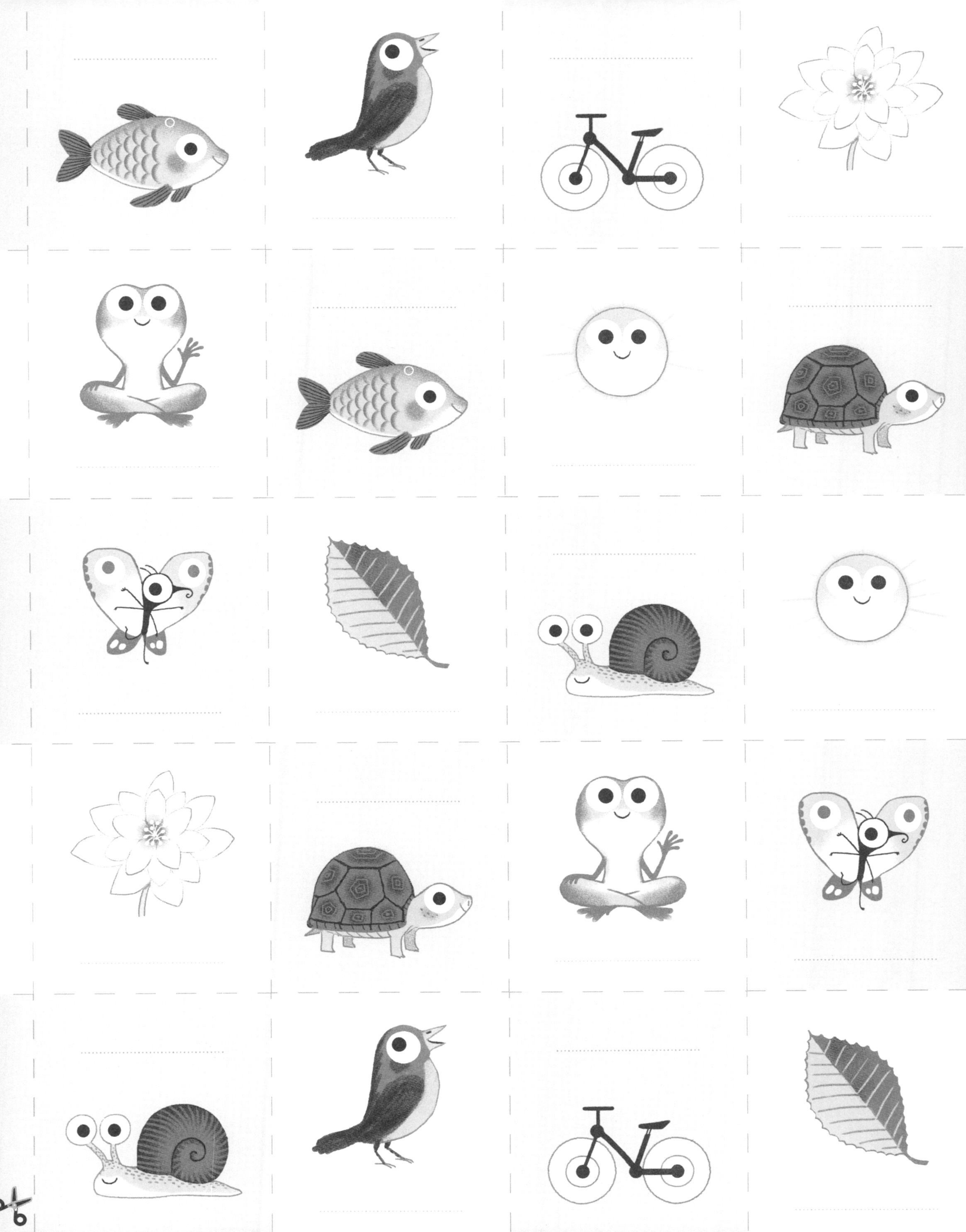

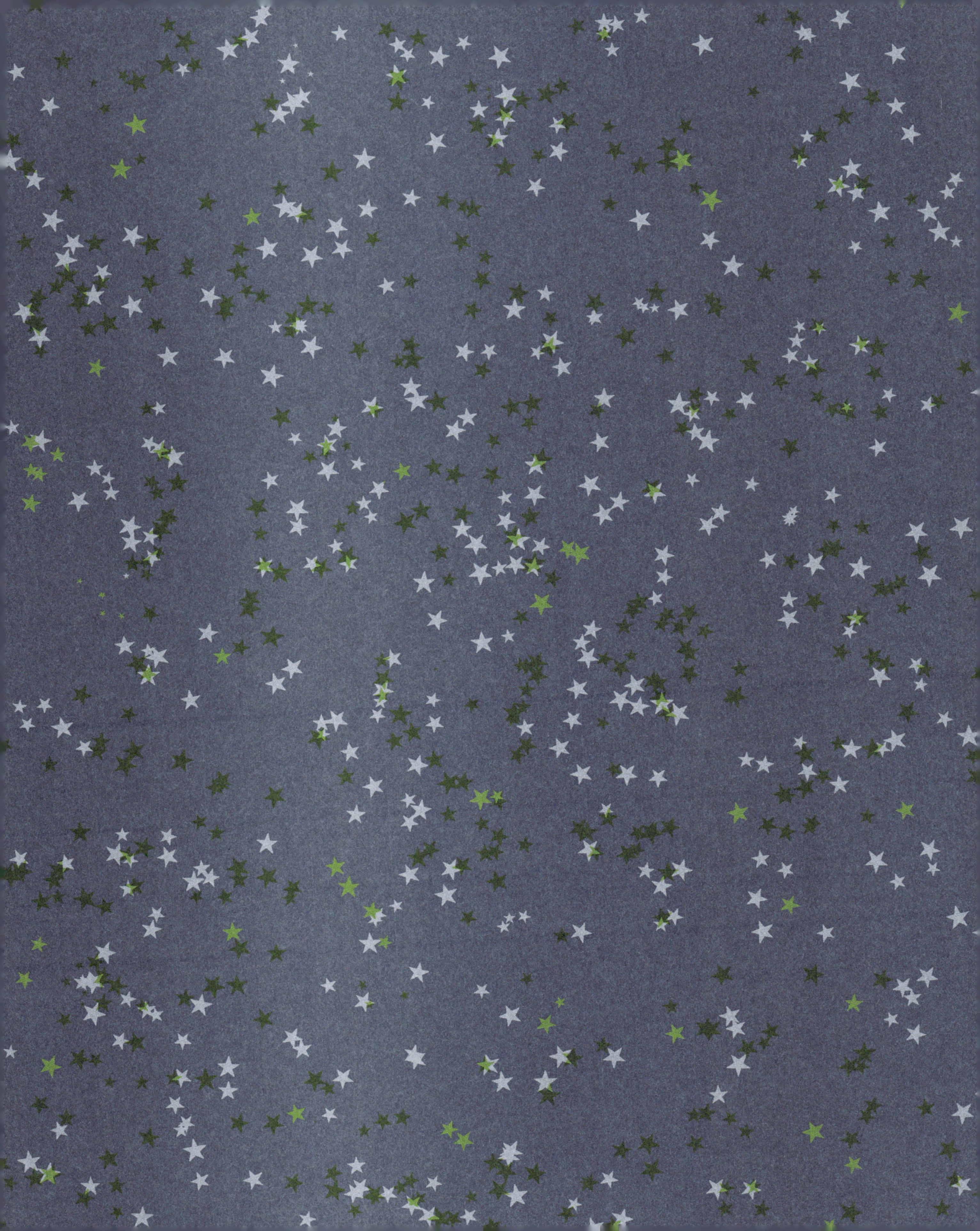

Male ein Mandala

Ein Mandala ist ein rundes Muster, das dir beim Meditieren hilft. Fang in der Mitte an und male es in deinen Lieblingsfarben aus.

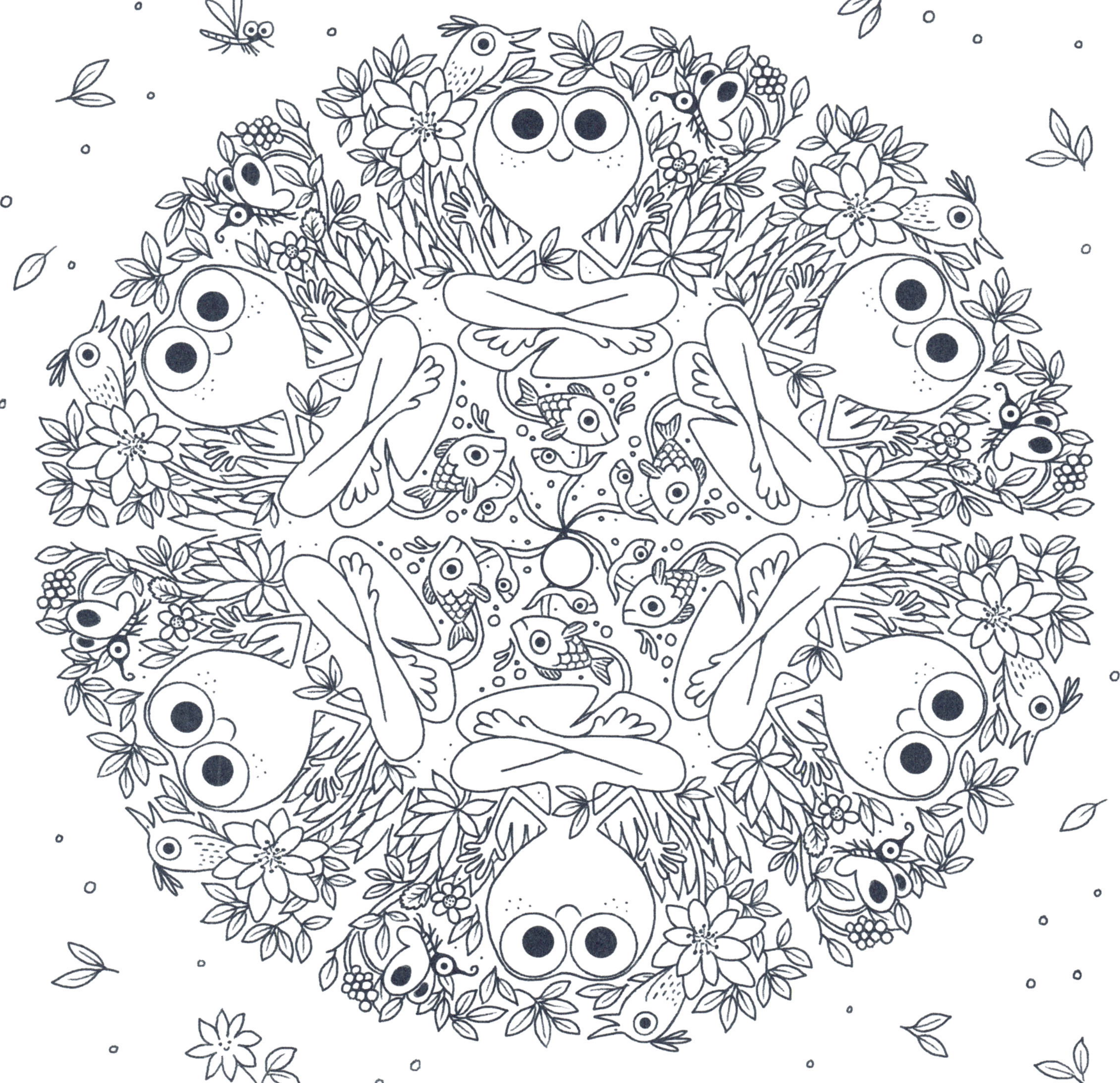

2.

Dein Körper ist dein bester Freund

Seinen Körper bewusst zu spüren ist eine andere Art, aufmerksam zu sein. Unser Körper ist sehr wichtig für uns, trotzdem vernachlässigen wir ihn oft. Wir kümmern uns nur dann um ihn, wenn uns etwas wehtut. Wer seinen Körper spürt, fühlt sich besser und merkt, wo seine Grenzen sind (ob er zum Beispiel müde ist oder zu viel gegessen hat).

Dein Körper begleitet dich, wohin du auch gehst, wie dein Atem. Er ist dein bester Freund.

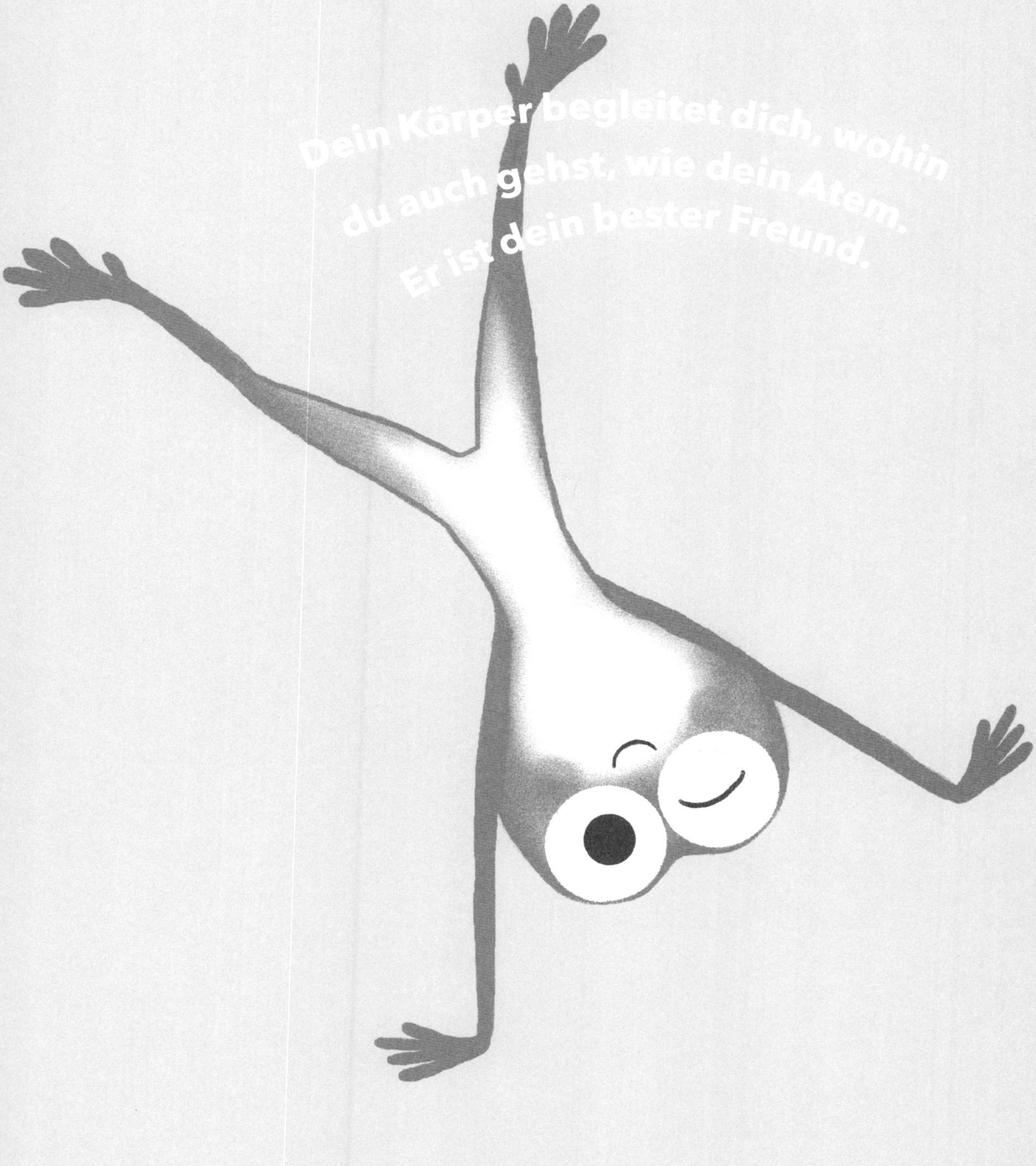

Bewege deinen Körper

Während dieser Yogaübungen kannst du anfangen, besser auf deinen Körper zu hören. Wenn du merkst, dass du die Luft anhältst oder dir etwas ein bisschen wehtut, sagt dir dein Körper damit, dass du langsamer machen sollst. Es ist gut, auf seinen Körper zu hören!

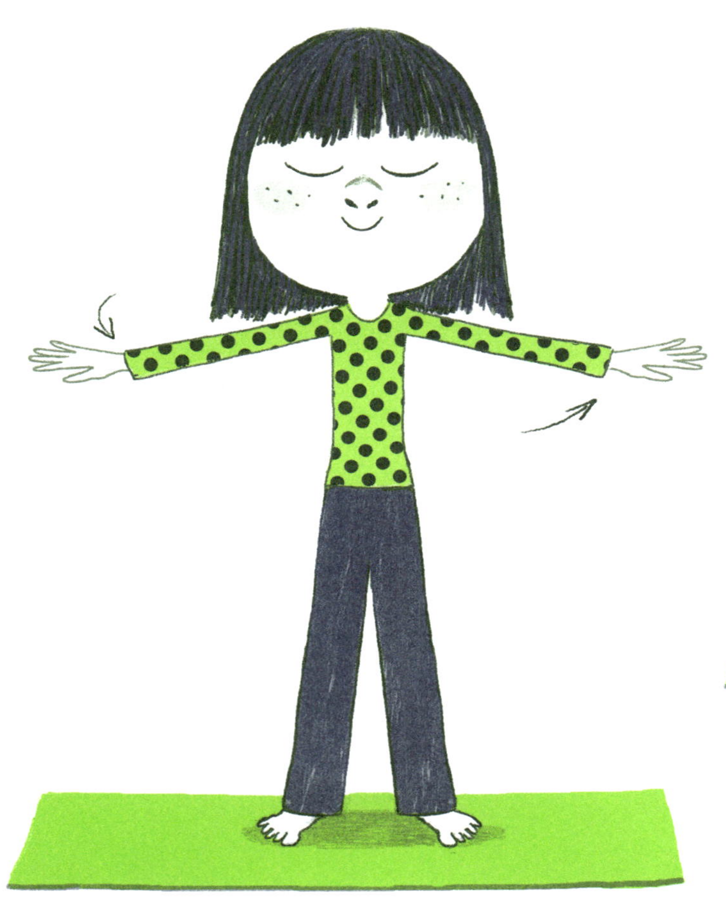

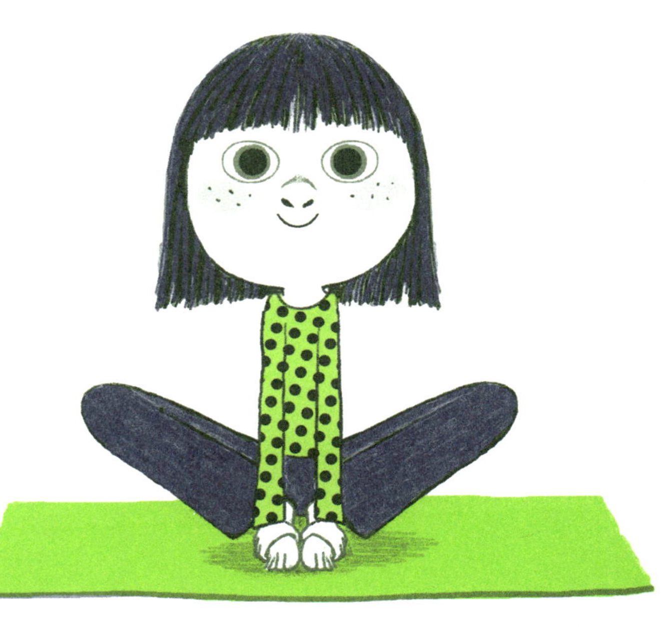

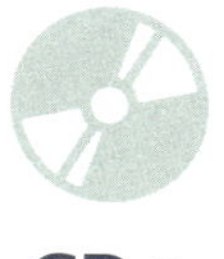

CD 2

DER SCHMETTERLING

Mit den Flügeln zu flattern wie ein Schmetterling stärkt deinen Rücken und lockert deine Hüften.

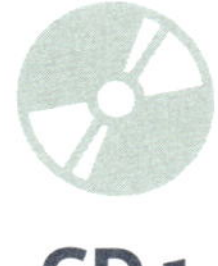

CD 1

DIE WINDMÜHLE

Diese Übung kräftigt dein Herz und verbessert deine Balance.

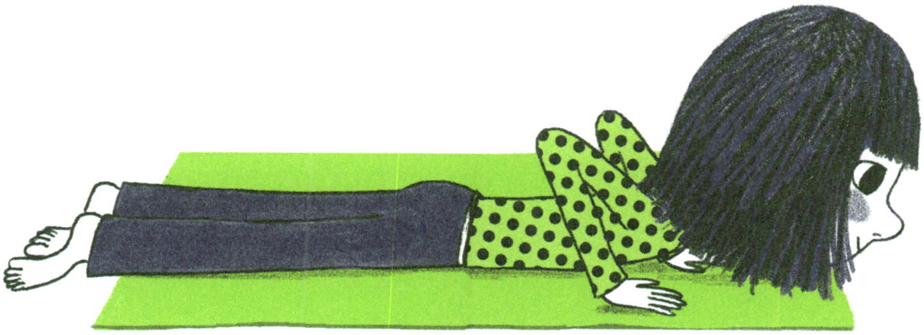

CD 3

DIE FREUNDLICHE KOBRA

Diese Übung öffnet dein Herz und kräftigt deine Bauchmuskeln.

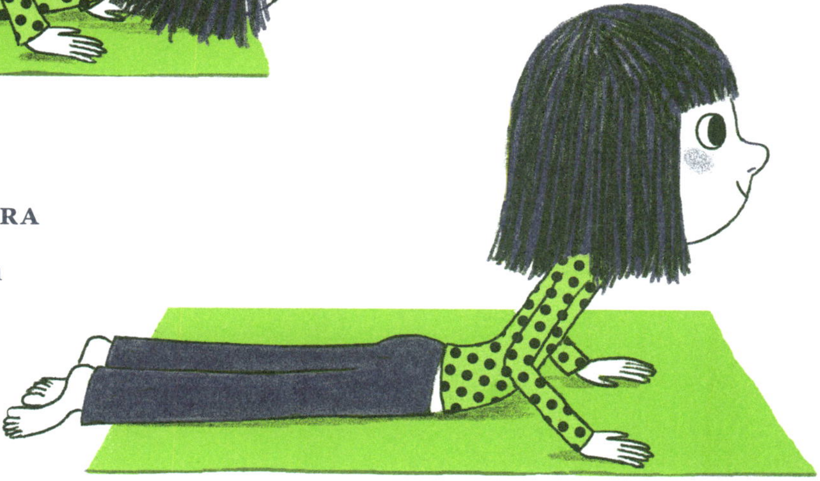

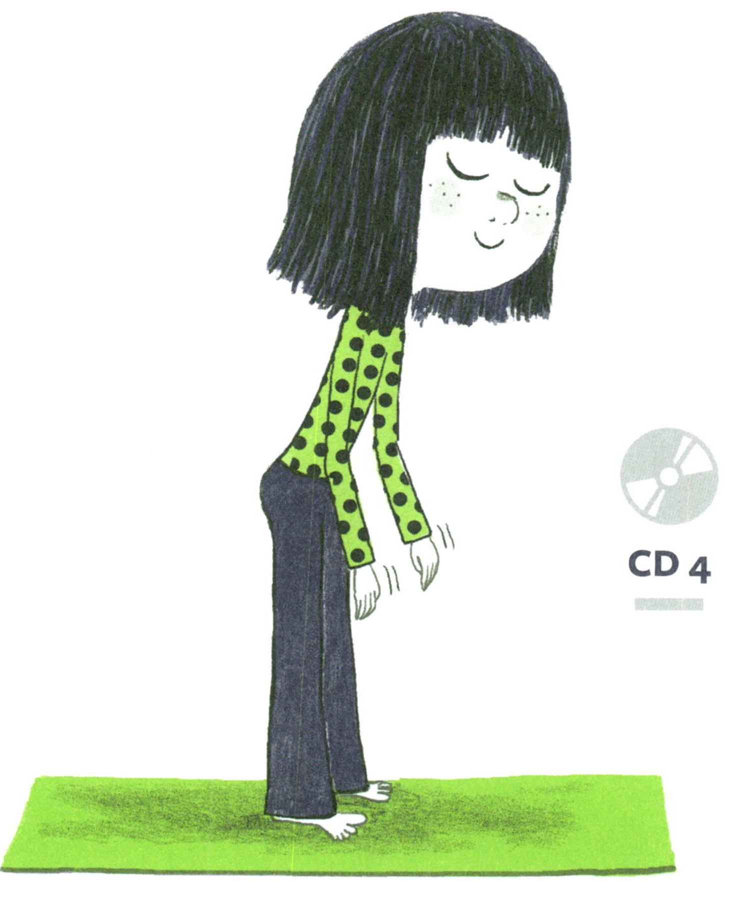

CD 4

DIE KLEINEN SCHALEN

Den Körper abzuklopfen belebt und macht dich fit.

Lerne aufzuhören

Manchmal tun wir etwas – wir essen, regen uns auf oder sind nervös –, ohne genau zu wissen, warum. Daher ist es wichtig, aufhören zu können. Jeder von uns hat einen Pause-Knopf, auch du! Was glaubst du, wo er ist? Wenn du ihn gefunden hast, lege deine Hand darauf und lass deinen Atem ganz ruhig werden, bevor du weitermachst …

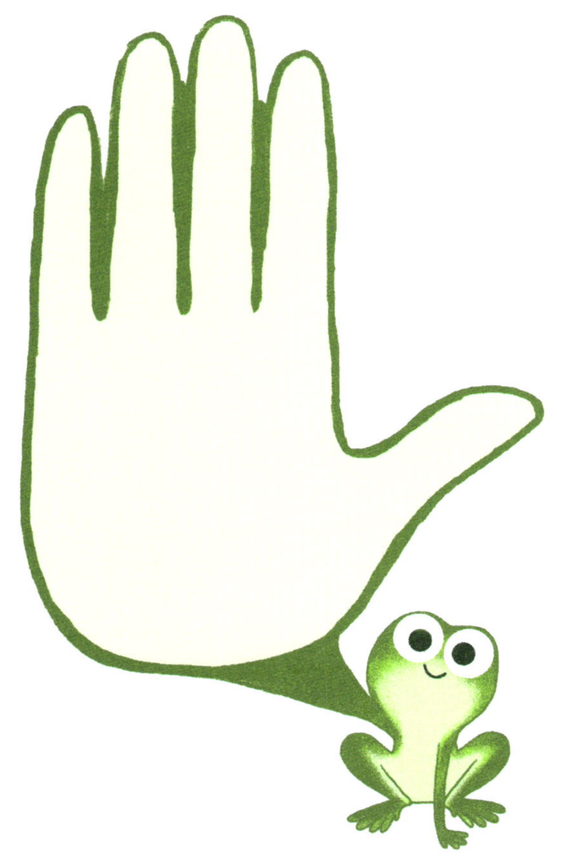

WANN, GLAUBST DU, KANNST DU EINEN PAUSE-KNOPF GUT GEBRAUCHEN? KREUZE DIE SITUATIONEN AN.

○ Wenn du mit etwas nicht aufhörst, obwohl man dich gebeten hat?

○ Wenn du zu viel isst?

○ Wenn du länger als eine halbe Stunde auf dem Tablet spielst?

○ Wenn du dich über jemand anderen ärgerst?

○ Wenn du dich mit jemandem streitest?

○ Wenn du sehr nervös bist?

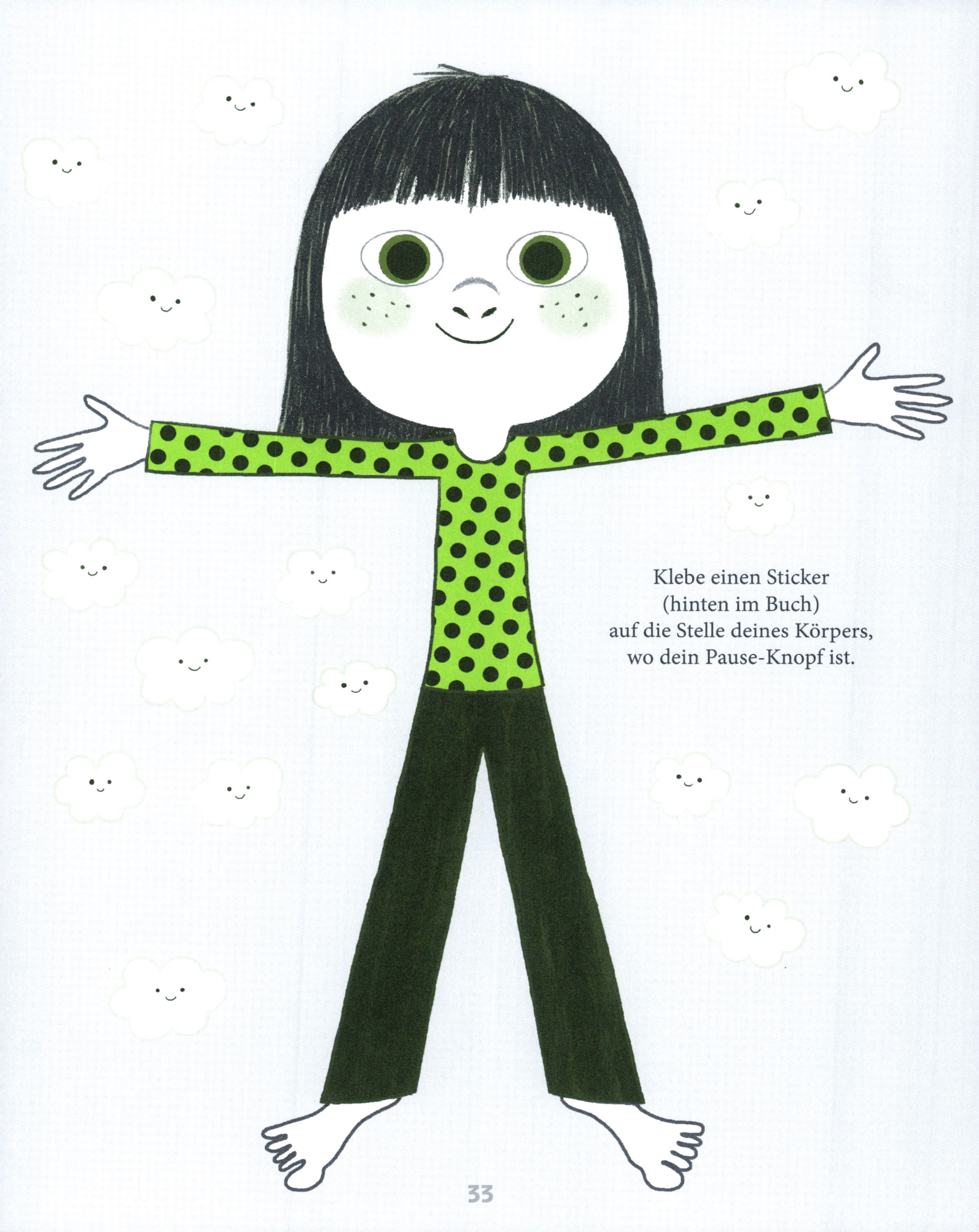

Klebe einen Sticker
(hinten im Buch)
auf die Stelle deines Körpers,
wo dein Pause-Knopf ist.

Entspannen mit Musik

Mit dem Lied »Ich bin ich« kannst du durch deinen Körper wandern und den jeweils besungenen Körperteil berühren: Passend zu den Textstellen legst du die Hände an die entsprechende Stelle deines Körpers oder Gesichts. Bei »Knie und Fuß« gehst du in die Hocke und berührst abwechselnd Fuß und Knie. Am Ende des Liedes wirst du immer schneller, und zum Schluss gehen alle Bewegungen durcheinander.

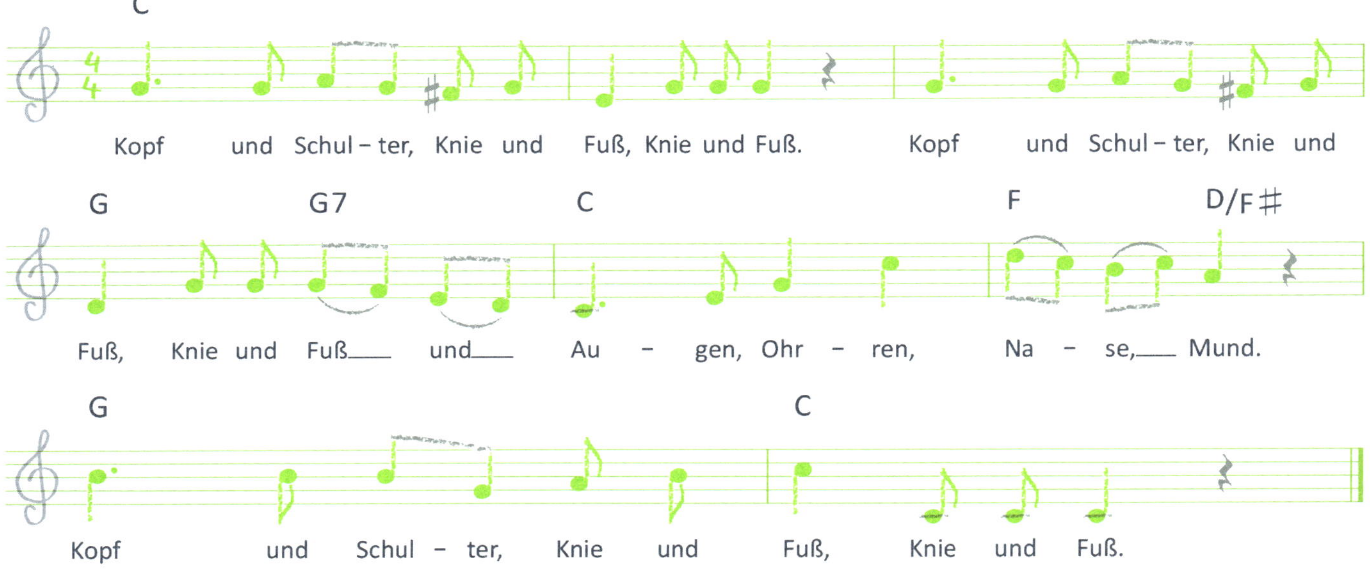

Kopf und Schulter, Knie und Fuß, Knie und Fuß.
Kopf und Schulter, Knie und Fuß, Knie und Fuß.
Und Augen, Ohren, Nase, Mund.
Kopf und Schulter, Knie und Fuß, Knie und Fuß.

DIESE MERKZETTEL kannst du verschenken oder an deine Tür oder über deinen Schreibtisch hängen.

Angespannt bin ich hart
wie eine ungekochte Spaghetti.

Entspannt bin ich weich
wie eine gekochte Spaghetti.

Ich spüre, wie mein Herz *sich* öffnet,

und fühle mich mit allen
Menschen und Kindern auf
dieser Erde verbunden.

Ich kann nicht aufhören zu denken.
Aber ich kann aufhören,
meinen Gedanken zuzuhören.

Ich bin wie ein junger Baum,
stark und biegsam.
Egal was gegen mich prallt,
ich bleibe stark.

Auch wenn ich ganz stillsitze,
bewegt sich immer
etwas in mir.
Es ist mein Atem.

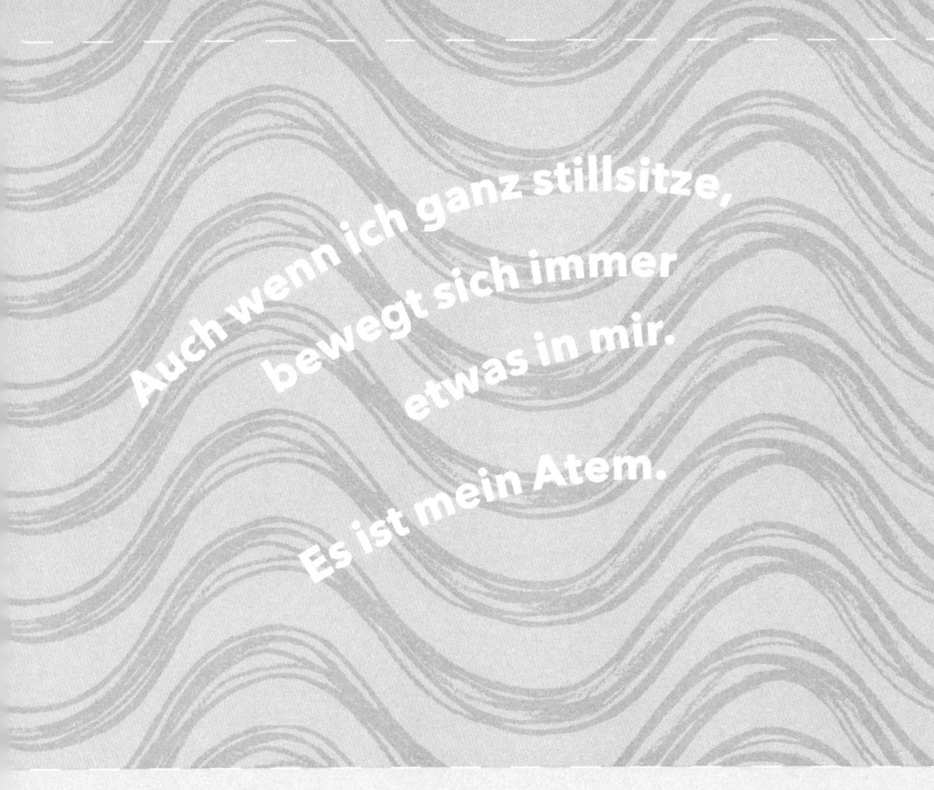

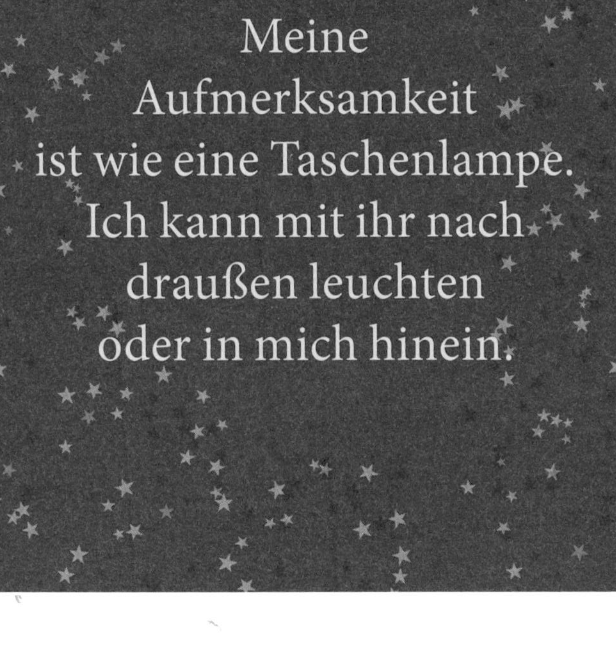

Ich wünsche mir,
sicher zu sein.
Ich wünsche mir,
glücklich zu sein …
von ganzem Herzen.

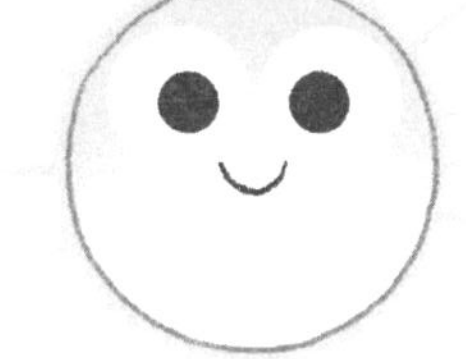

Heute
achte ich besonders auf die Dinge,
die mich glücklich machen.

Dein Herzzimmer

Stell dir vor, dein Herz wäre ein Zimmer.
Was würde man darin finden?
Zeichne, was du dir vorstellst.

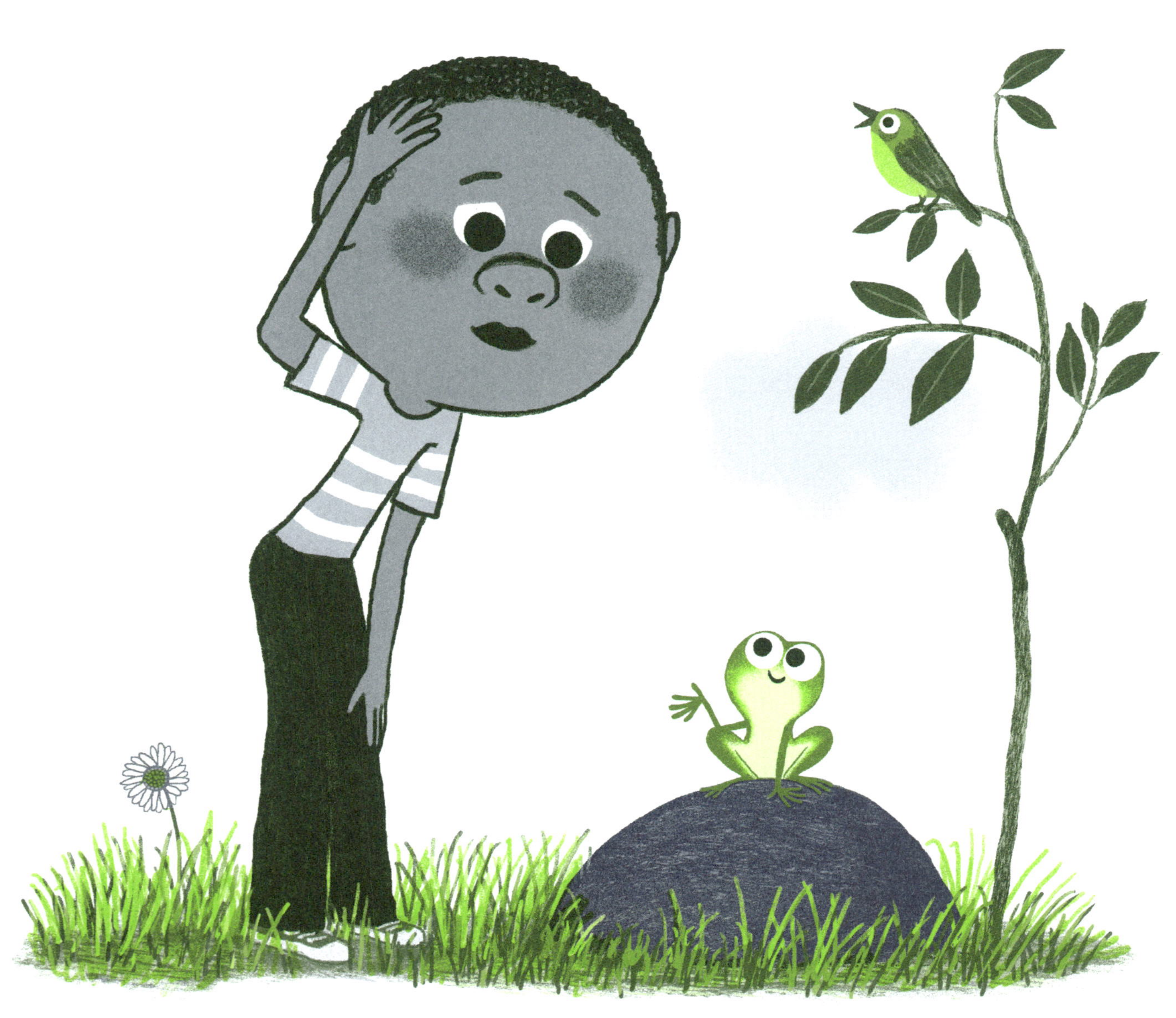

DER LEBHAFTE KLEINE JUNGE

Es war einmal ein kleiner Junge, der sehr lebhaft war. Jeden Morgen wachte er voller Energie auf und rannte dann den ganzen Tag herum, spielte und amüsierte sich. Abends ging er sehr spät ins Bett, war aber immer noch nicht müde! Er war felsenfest davon überzeugt, dass jeder Tag seines Lebens so sein würde.

Aber eines Morgens wachte er mit fürchterlichen Kopfschmerzen auf. Er stand vorsichtig auf und ging nach draußen, um frische Luft zu schnappen. »Was ist nur los mit mir?«, stöhnte er. »Es tut so weh, so furchtbar weh.« Er schrie und heulte und stampfte auf den Boden, weil er Angst hatte, die Schmerzen würden nie wieder weggehen.

Daraufhin ging ich, der Frosch, zu ihm und sagte: »Hast du das Gänseblümchen neben deinem Fuß gesehen? War es gestern auch schon so hübsch?« Aber er hörte mir nicht zu. »Aua, aua, aua«, schrie er. »Es tut so weh!« Es ist schwer, sich für etwas anderes zu interessieren, wenn man Schmerzen hat. Also kniff ich ihn sanft in den Arm, um seine Aufmerksamkeit zu erlangen, und versuchte es noch einmal. »Hörst du die Vögel zwitschern? Haben sie heute Morgen auch schon so schön gesungen?« Er hörte kurz auf zu jammern und lauschte. Ich nutzte meine Chance und bat ihn, sich den Himmel anzusehen: »Und die Wolken dort oben am Himmel? Hatten sie gestern auch diese Form?«

Der kleine Junge wurde still und sah sich um. Nach einer Weile fragte ich ihn: »Und? Wie geht es deinem Kopf?« Ganz erstaunt rief er: »Na, so was! Er tut gar nicht mehr weh!« Er lächelte. Er hatte begriffen, dass alles im Leben irgendwann vorübergeht oder sich ändert.

Von diesem Tag an lebte der Junge ein ganz normales Leben, mit guten und mit schlechten Tagen. Aber er verlor nie seinen Mut und verkündete jedem, den er traf, seine gute Nachricht: »Mach dir keine Sorgen, wenn etwas nicht so gut läuft, früher oder später wird es anders werden.«

3.

Das Abenteuer der fünf Sinne

Solange man noch ein Baby ist, erkundet man die Welt und sieht sich alles ganz genau an. Man fühlt, hört und schmeckt. Später fängt man an nachzudenken und hat plötzlich zu allem eine Meinung: Das ist schön. Das ist hässlich. Das ist gut. Das ist schlecht. Sehen, Tasten, Riechen, Hören und Schmecken kann ein echtes Abenteuer sein.

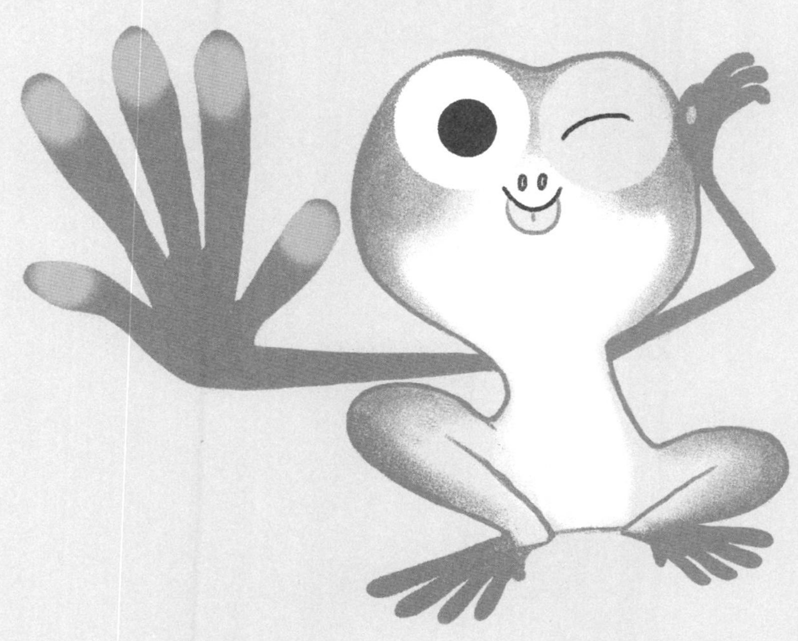

Nur wahrnehmen und aufmerksam sein:
Indem man seine Sinne benutzt,
trainiert man sie wie einen Muskel.
Bist du bereit?

Sehen …

Was sieht man,
wenn man nur mit den Augen schaut
und nicht mit dem Kopf?

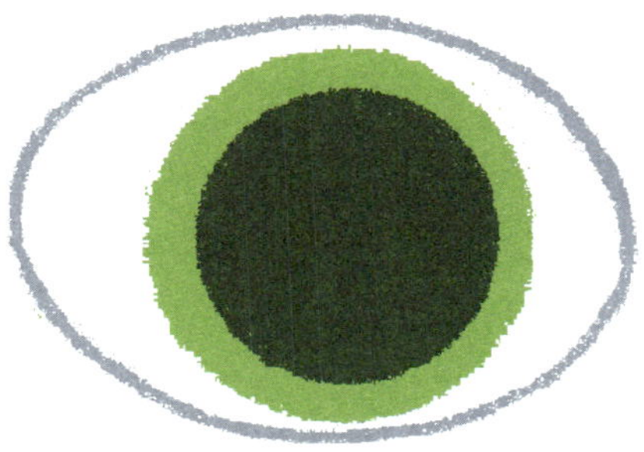

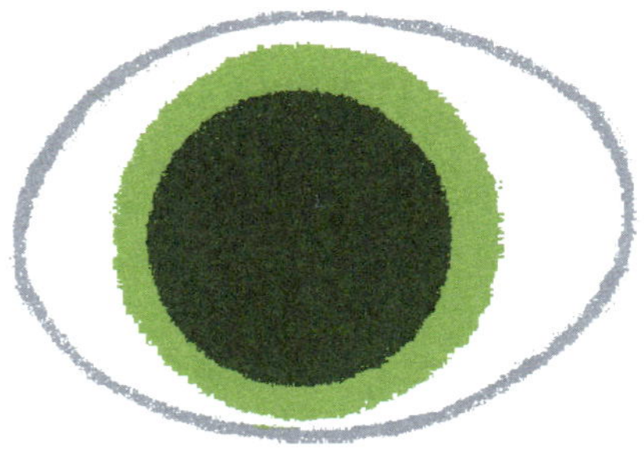

ÖFFNE DEINE SINNE: EINE ÜBUNG FÜR ZWEI

Setze dich deinem Papa, deiner Mama, einem deiner Geschwister oder einem Freund gegenüber.

Wie sehen seine Haare aus?

Haben sie nur eine Farbe, oder siehst du noch andere Dinge?

Wie sehen die Augen aus?

Welche Farben erkennst du?

Und der Mund?

Was siehst du, wenn ihr euch anlächelt?

Lächelt nur der Mund? Oder fällt dir noch etwas anderes auf?

Jetzt habt ihr euch gegenseitig richtig angesehen. Das ist etwas, das man nur selten tut.

... und tasten

NOCH EINE ÜBUNG FÜR ZWEI

Nimm die Hand von deinem Papa, deiner Mama, deinem Bruder, deiner Schwester oder von einem Freund.

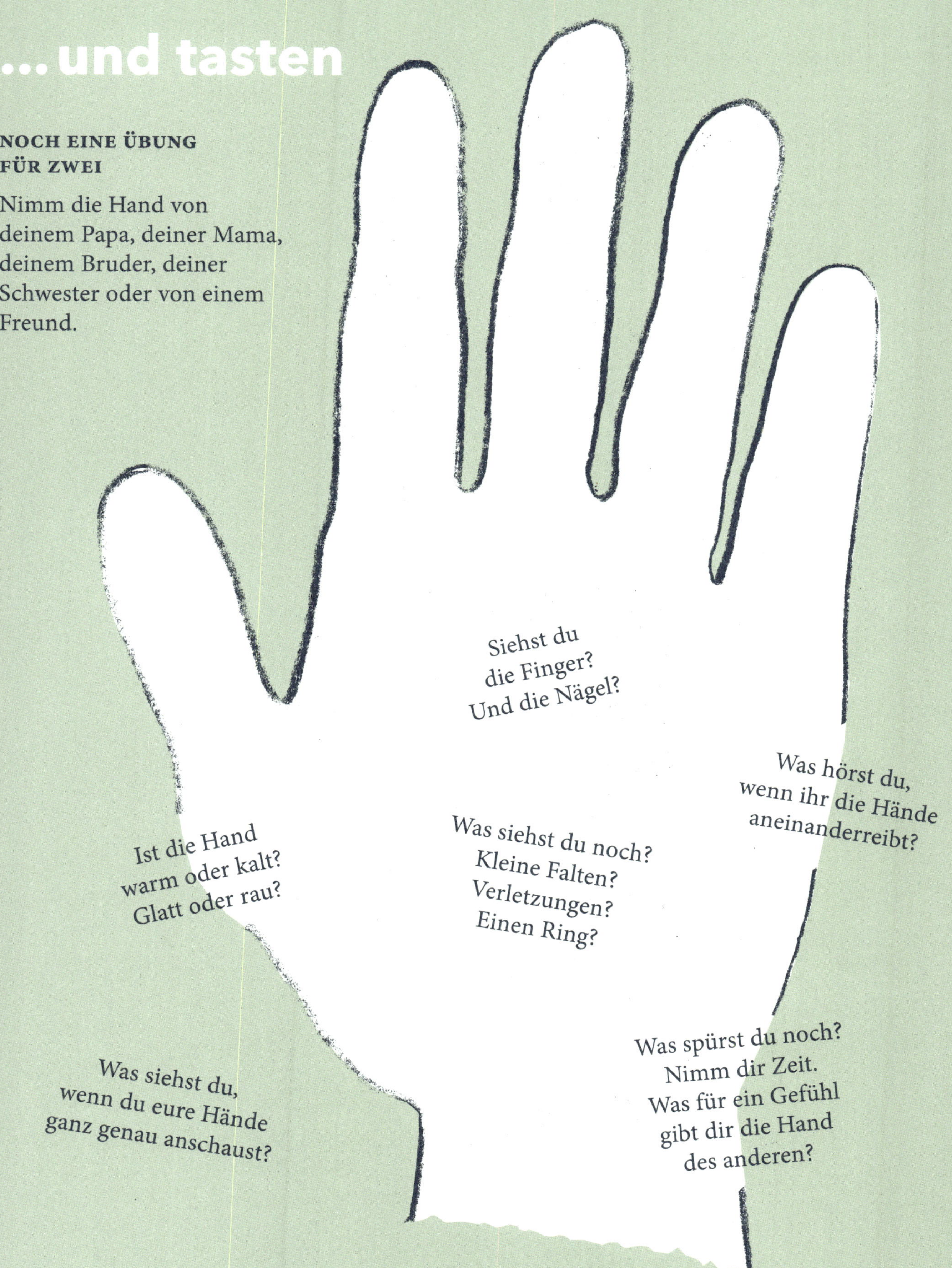

Schmecken …

Oft schlingen wir unser Essen viel zu schnell runter und achten gar nicht auf den Geschmack. Wer sein Essen selbst zubereitet, achtet bewusst auf die Zutaten und entdeckt beim Probieren viele neue Geschmacksnoten.

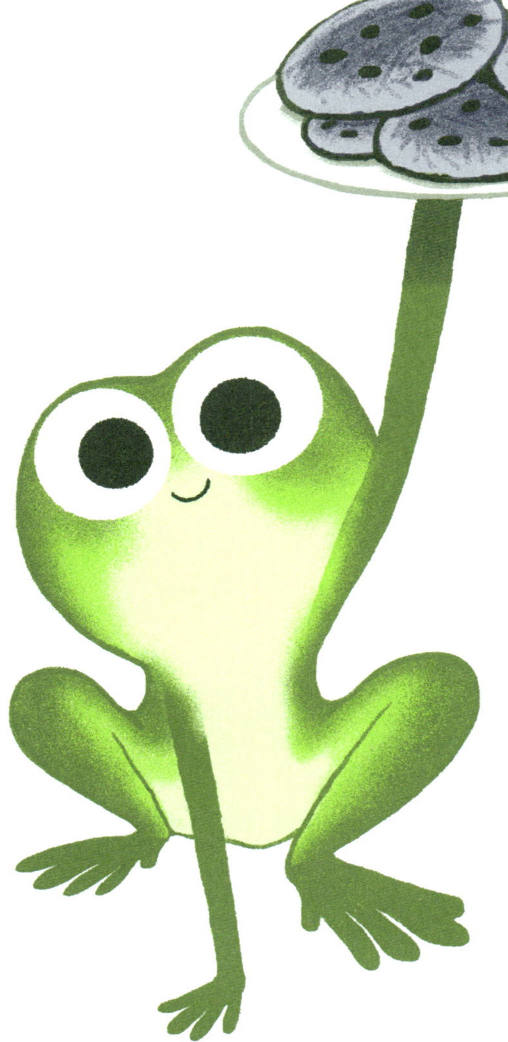

LECKER!

Kekse

FÜR 4 NASCHKATZEN

DU BRAUCHST

85 g Zucker
85 g weiche Butter
1 Teelöffel Backpulver
1 Päckchen Vanillezucker
1 Ei
150 g Mehl
100 g Schokotröpfchen

ZUBEREITUNG

1. Heize den Ofen auf 180 °C vor.

2. Gib Butter, Zucker, Backpulver und das Ei in eine Schüssel und verrühre alles mit einem Holzlöffel.

3. Gib nach und nach das Mehl dazu, verrühre es zu einem glatten Teig, und hebe zum Schluss die Schokotröpfchen unter.

4. Lege ein Backpapier auf ein Blech und setzte Teigkleckse darauf.

5. Bitte einen Erwachsenen, das Blech für 10 Minuten in den Ofen zu schieben. Sobald die Ränder der Kekse braun werden, sind sie fertig.

... und mixen!

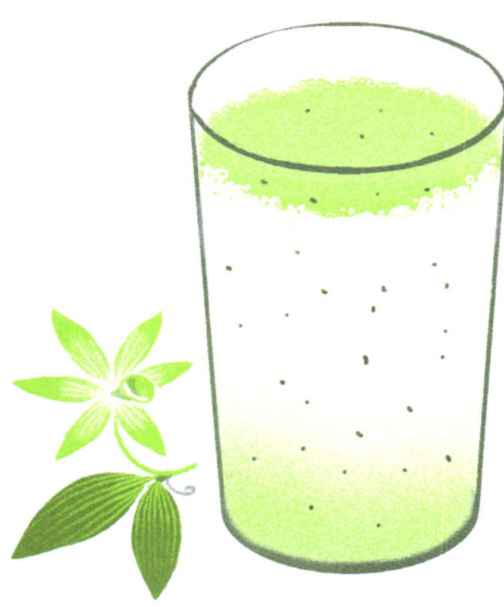

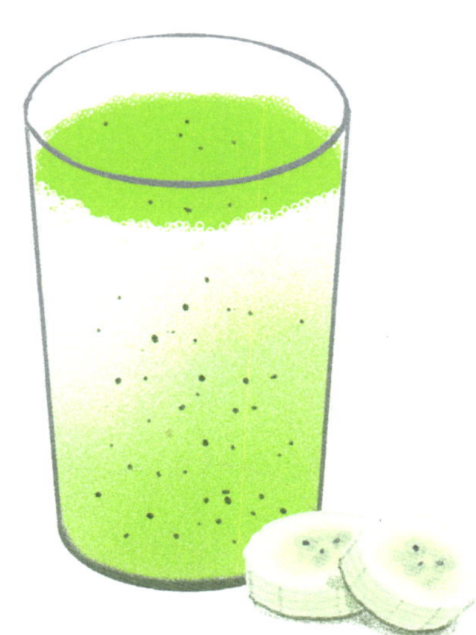

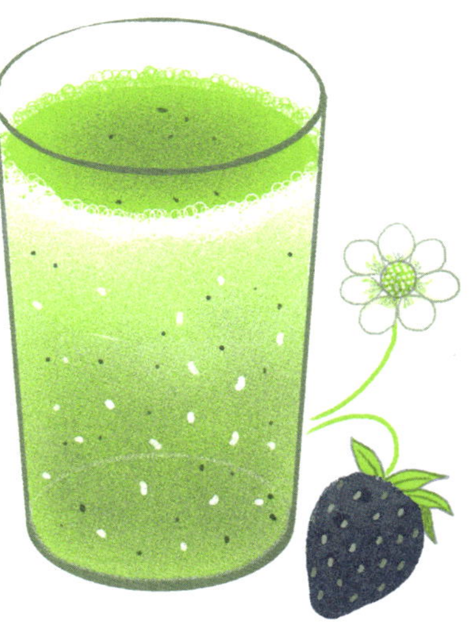

MILCHSHAKE

Vanille

2 Kugeln Vanilleeis
+ 1 Tasse Milch (30 cl)
+ 1 Teelöffel Honig

MILCHSHAKE

Banane

die gleichen Zutaten
+ 1 Banane

MILCHSHAKE

Erdbeere

die gleichen Zutaten
+ 250 g Erdbeeren

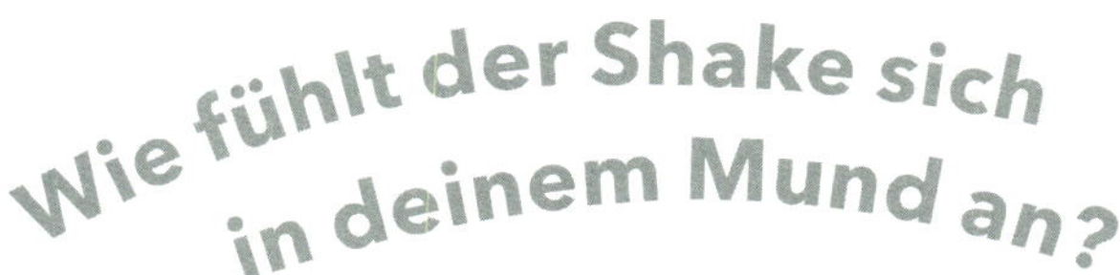

**Wie schmeckt er?
Frisch? Süß? etc.**

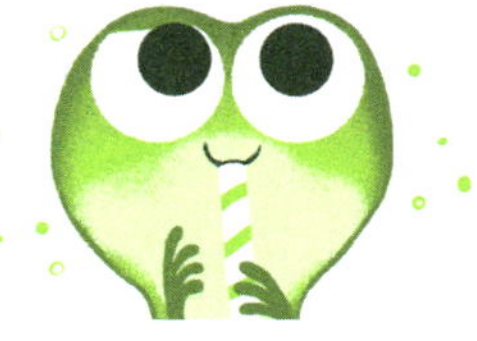

ZUBEREITUNG FÜR EIN GLAS

1. Gib alle Zutaten in einen Mixer.
2. Mixe sie, bis der Milchshake schön schaumig ist.
3. Gieße alles in ein Glas ... und genieße deinen Shake!

Riechen

Die Welt ist voller Gerüche, die wir die meiste Zeit gar nicht bemerken. Oder wir nehmen nur die besonders guten (hmmm!) oder schlechten (bääh!) wahr.

1. Bei dieser Übung benutzt du deine Nase nur zum Riechen und fragst dich wie ein Detektiv: Was ist das? Was fühle ich, wenn ich es rieche? Aber ohne zu sagen »Das riecht gut« oder »Das stinkt«. Versuche, von den Dingen auf dieser Seite so viele zu finden, wie du kannst, und rieche daran!

Seife

Nagel-
lack

Radiergummi

Farbe

Essig

Mülleimer

2. Welche Gerüche sind dir angenehm?

3. Wenn du heute nach draußen gehst, dann achte darauf, welcher Geruch dir als Erstes in die Nase steigt.

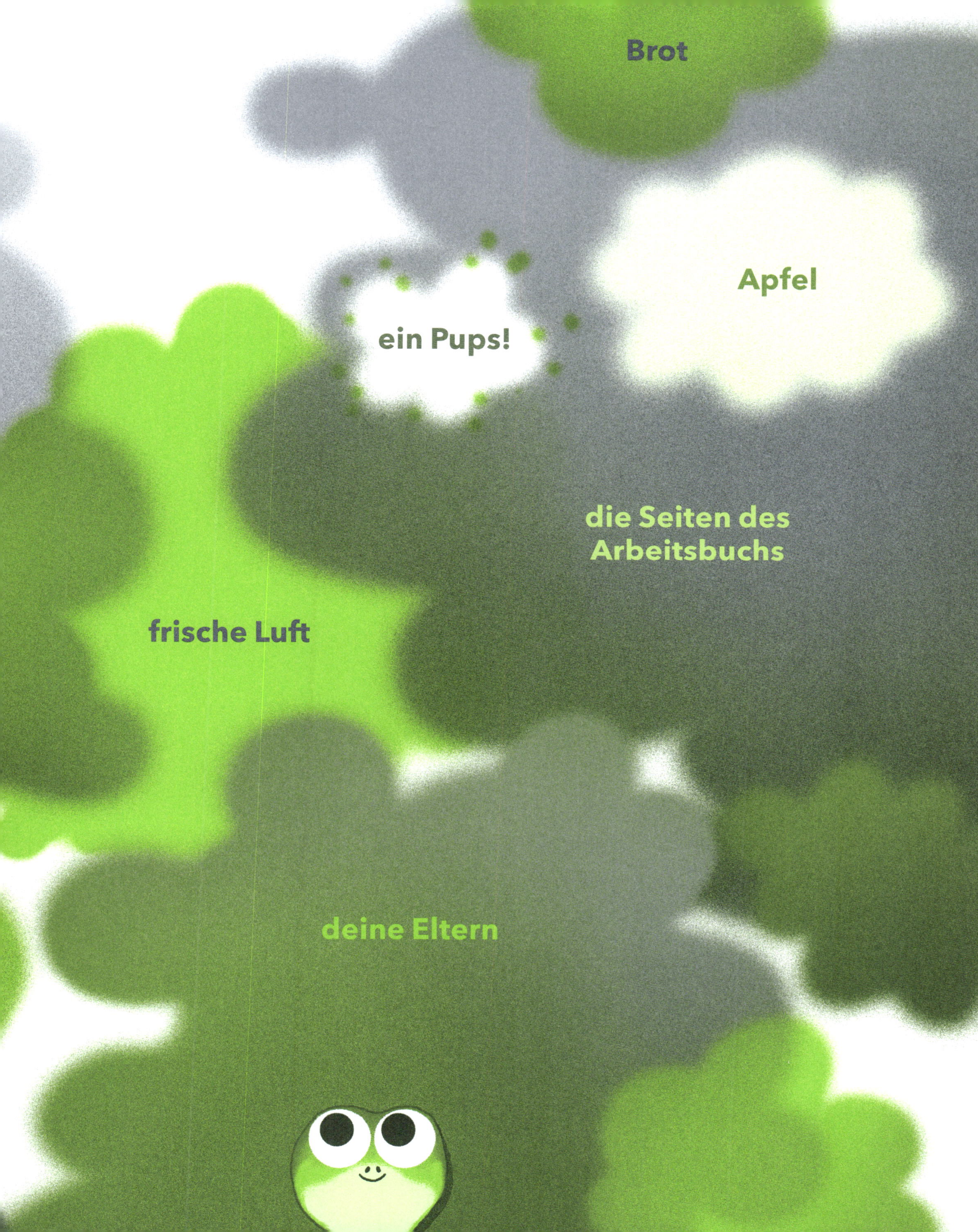
Brot
Apfel
ein Pups!
die Seiten des
Arbeitsbuchs
frische Luft
deine Eltern

Massagen sind schön!

Berührung ist ein menschliches Bedürfnis.
Unsere Haut ist unser wichtigstes Sinnesorgan.
Es genügt, einem anderen Menschen nahe zu kommen, um Wärme oder Kälte, Sicherheit oder eine Bedrohung zu spüren.

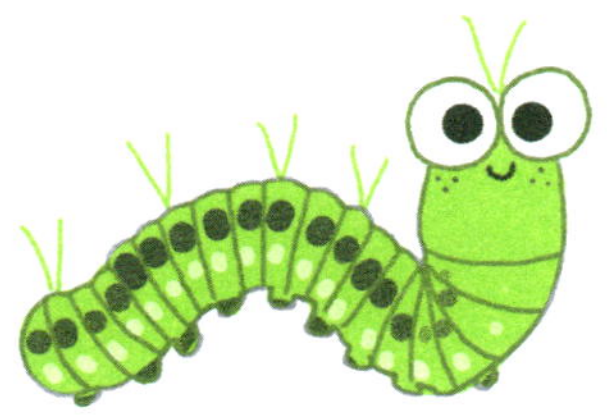

SPIEL FÜR ZWEI: FÜNF KLEINE RABAUKEN

Lasse die Finger einer Hand wie fünf kleine wilde Rabauken über den Rücken deiner Mama oder deines Papas flitzen. Von oben nach unten und von unten nach oben. Klettere hinauf und wieder hinunter. Mache das mehrere Male.

Dann tauscht ihr die Rollen.

Wie fühlt sich so eine Massage für dich an?

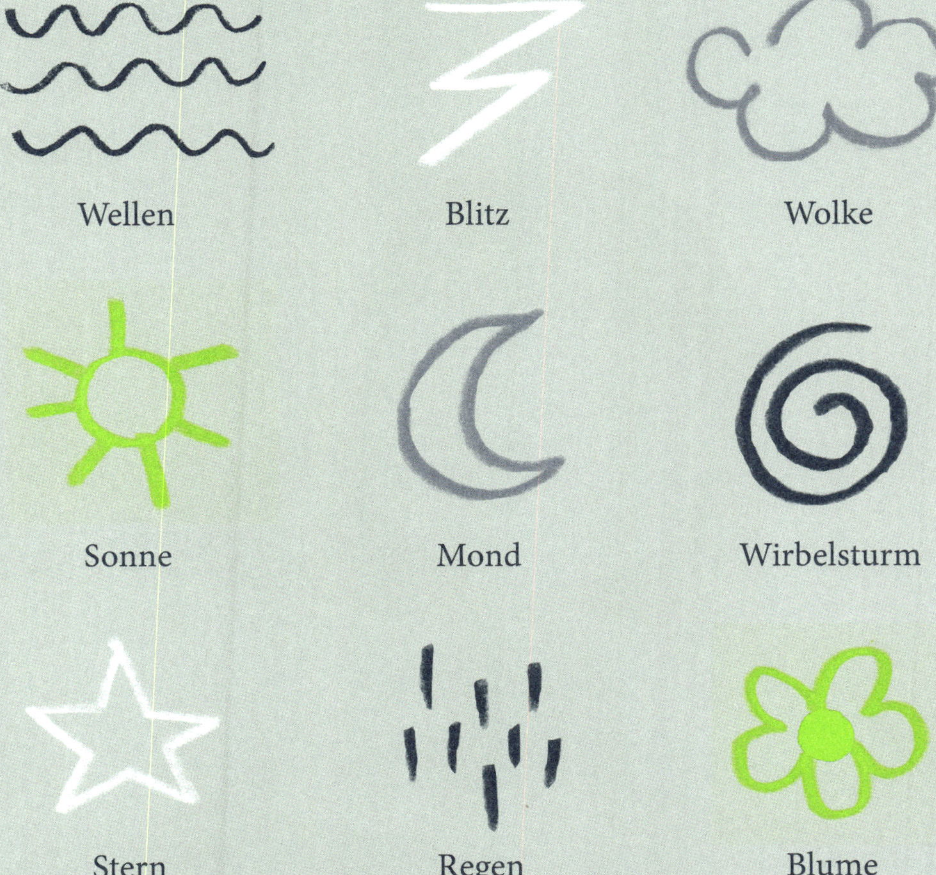

SPIEL FÜR ZWEI: RÄTSELRATEN

Zeichne mit dem Finger etwas auf den Rücken deiner Mutter, und lass sie raten, was du gezeichnet hast.

Nachdem du ein paar Dinge gezeichnet hast, tauscht ihr die Rollen.

Einfach nur hinhören

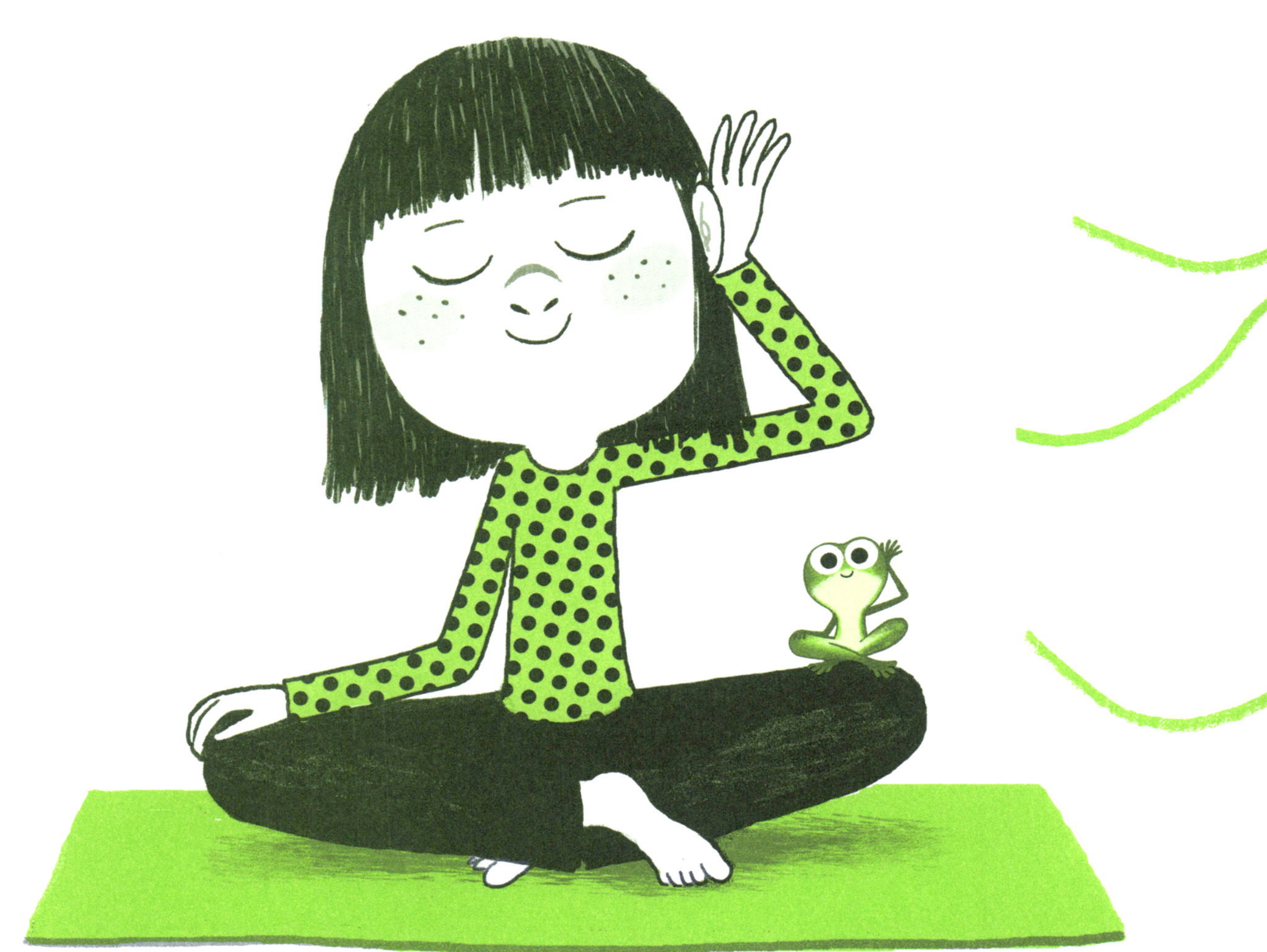

1. GERÄUSCHE IN DEINER UMGEBUNG

Setze dich auf den Boden, schließe die Augen und spitze die Ohren. Welche Geräusche hörst du? Sind sie laut oder leise? Nah oder weit weg? Vor oder hinter dir?

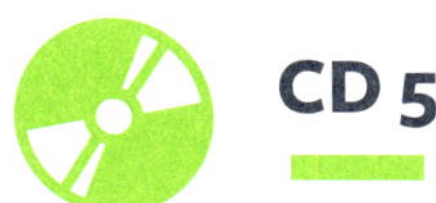

2. KLANGLANDSCHAFT

Du hörst jetzt ganz verschiedene Geräusche. Gelingt es dir zuzuhören, als ob du sie zum ersten Mal hörst, ohne sie zu »beurteilen« und ohne zu versuchen, sie zu erkennen?

Die Geräuschebibliothek

Es gibt unglaublich viele Geräusche. Viele davon hast du schon gehört und weißt, wie sie klingen. Deshalb bist jetzt du dran! Du kannst diese Geräusche laut nachmachen, sie zeichnen oder nur benennen.

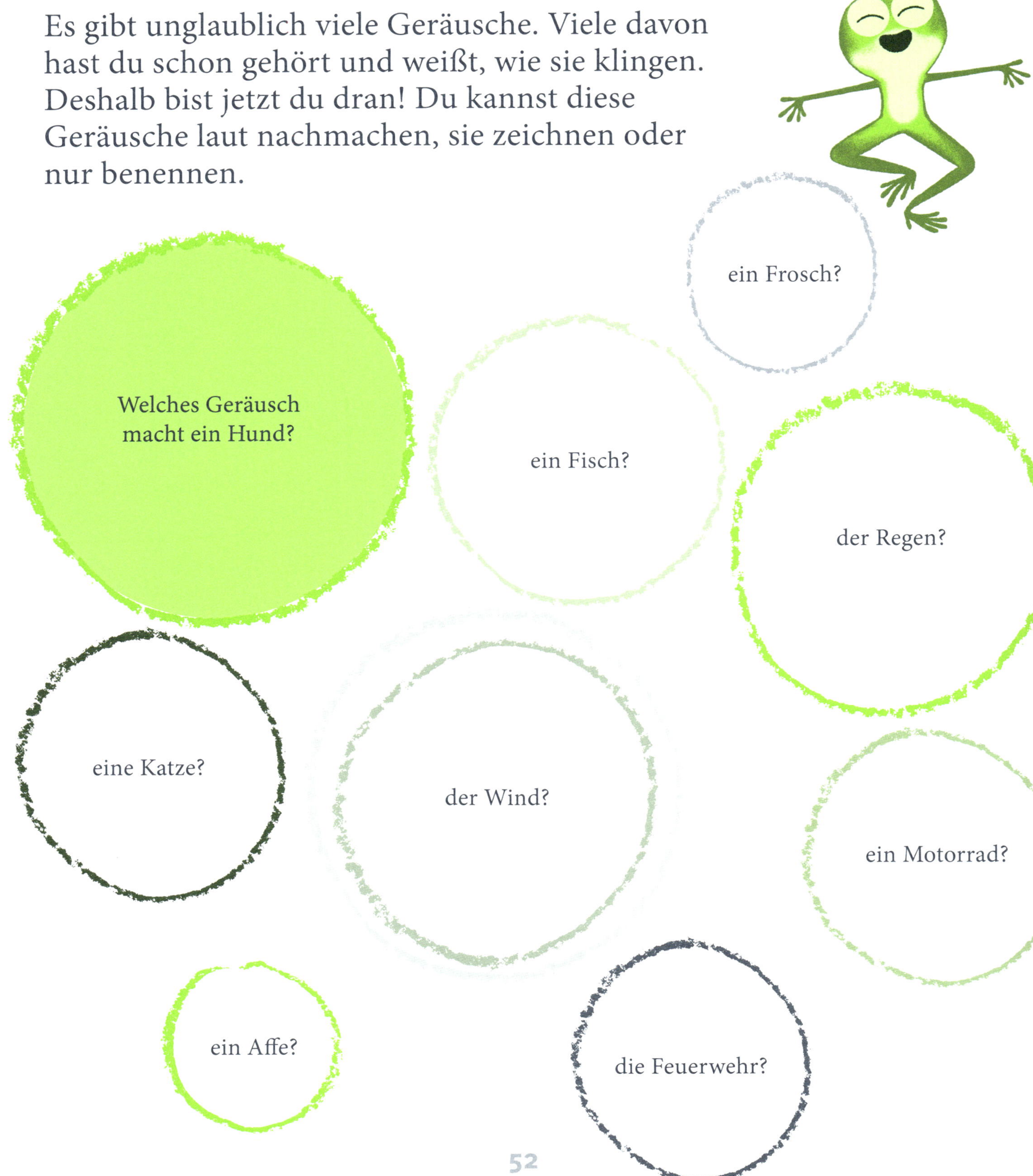

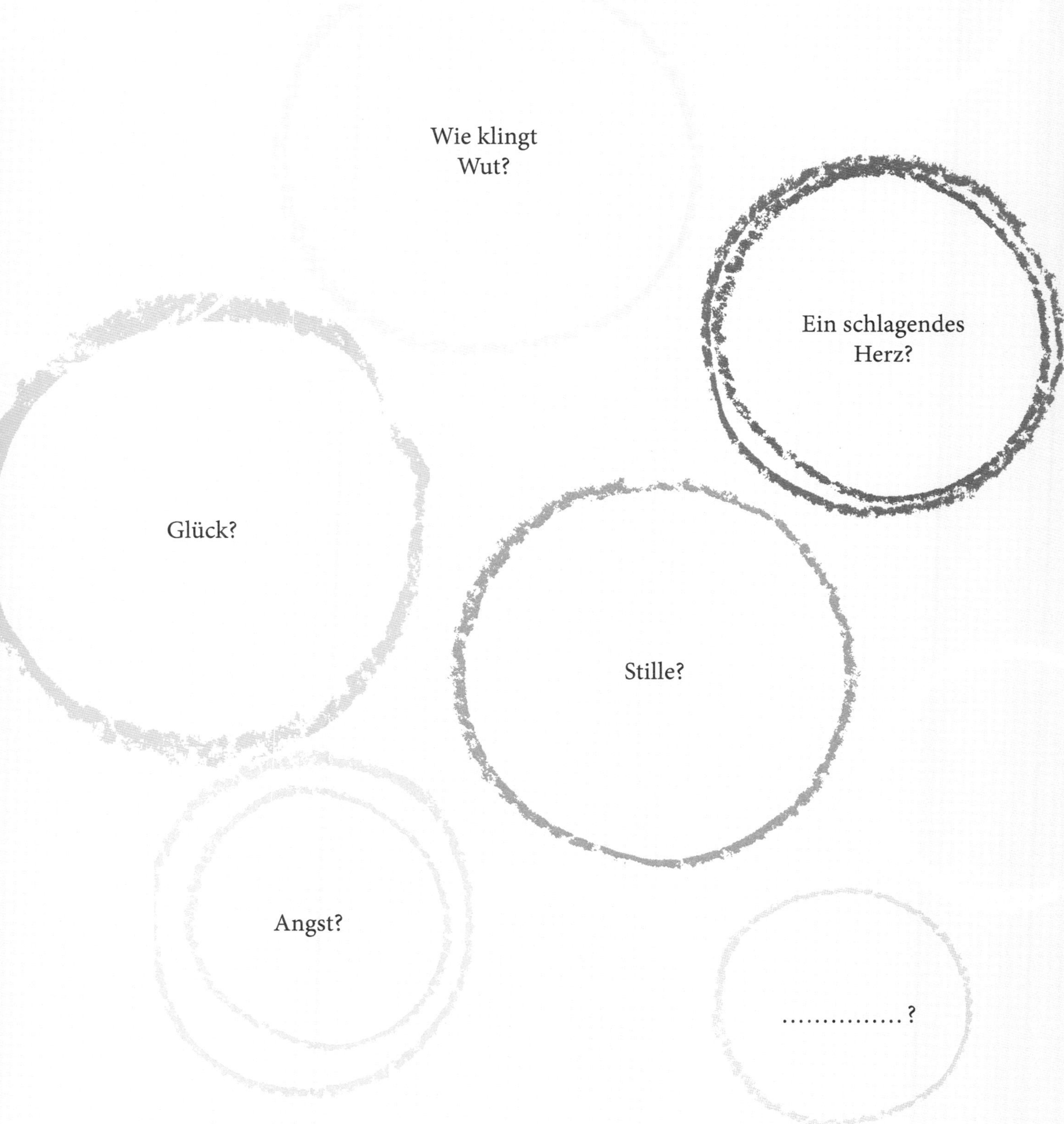
Wie klingt
Wut?
Ein schlagendes
Herz?
Glück?
Stille?
Angst?
...............?

4.

In dir drin existiert eine eigene Welt

In deinem Inneren spürst du die
unterschiedlichsten Dinge:
Gedanken und Gefühle.
Manchmal bist du glücklich, manchmal traurig,
und manchmal weißt du es gar nicht!
Ich werde dir zeigen,
wie man seine Gefühle erkennt,
sich auf sie einlässt und sie akzeptiert.

Entdecken wir deine innere Welt!

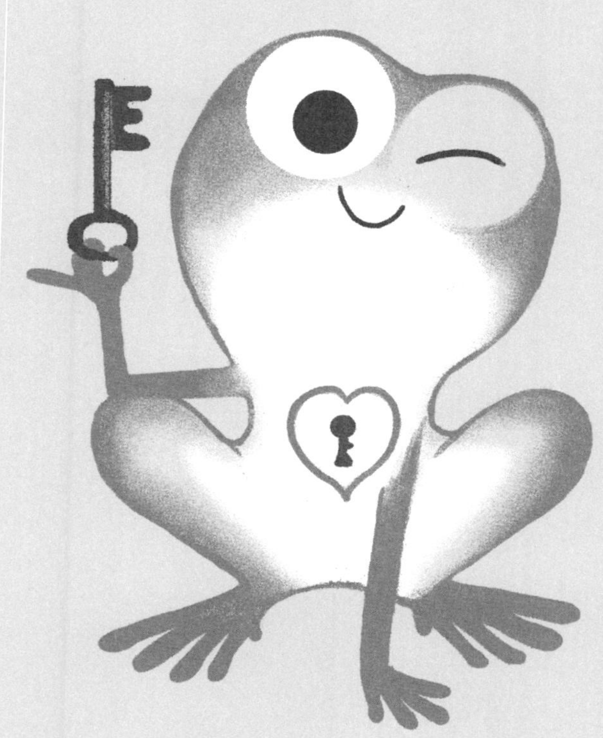

Dein innerer Wetterbericht

Was für ein Wetter herrscht in deinem Inneren?
Schließe die Augen und achte darauf, was du fühlst.

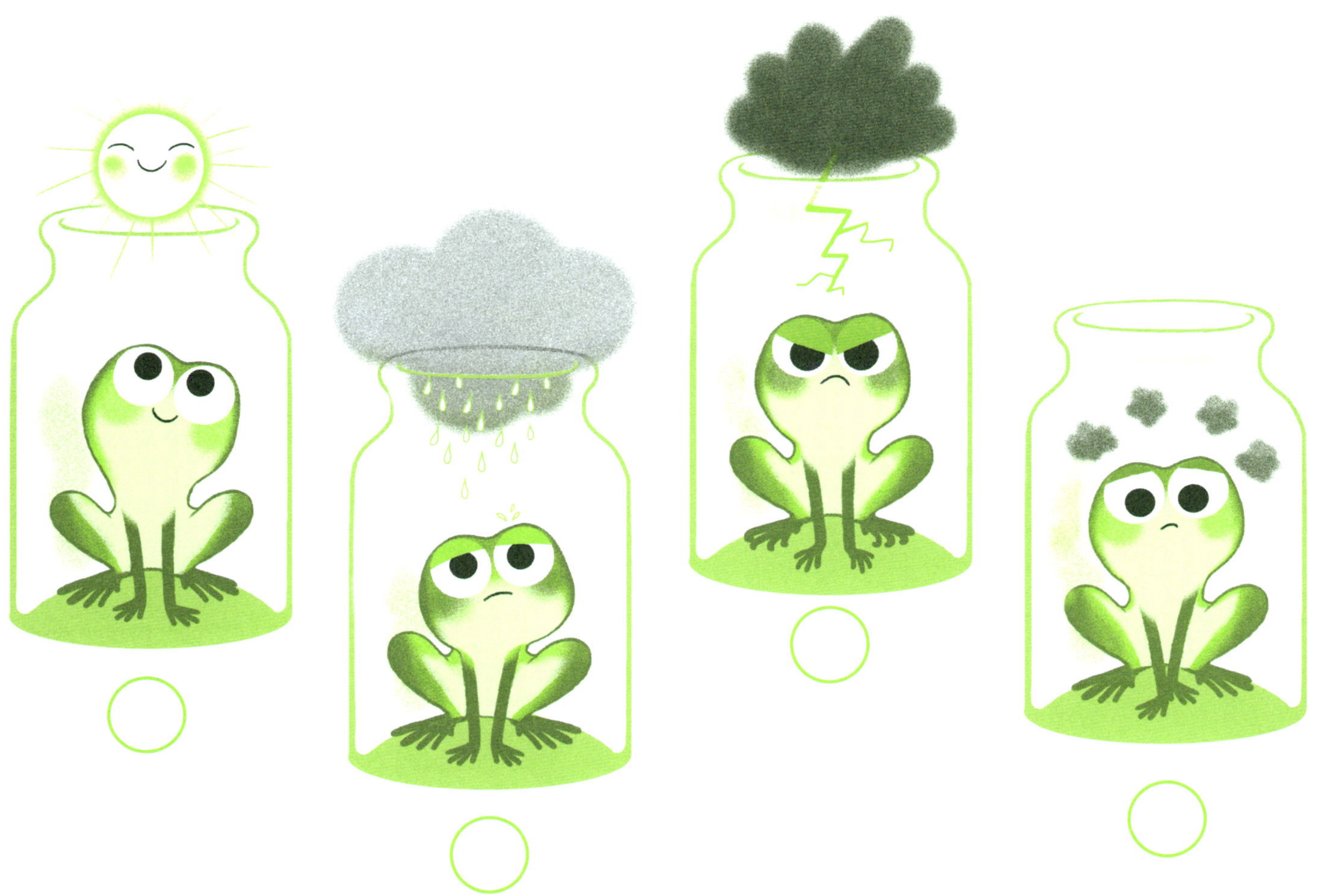

Wie fühlen sich die vier Frösche auf den Bildern? Schreibe den passenden Buchstaben in den Kreis.

A – traurig
B – wütend
C – glücklich
D – ängstlich

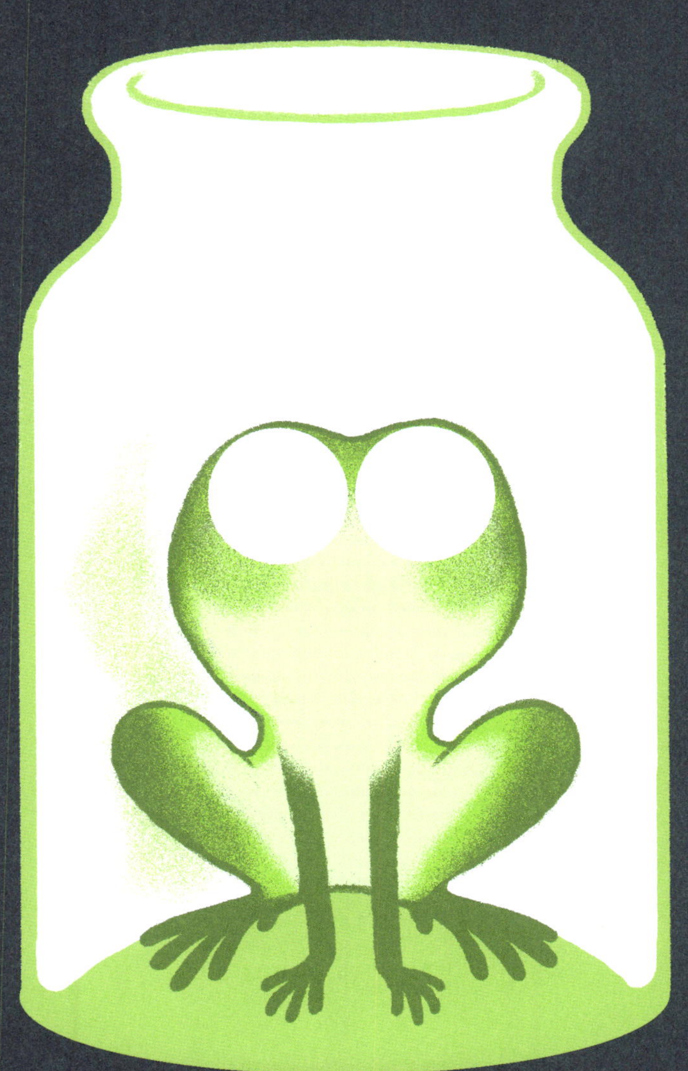

Wie ist das Wetter
in deinem Inneren in
diesem Moment?
Zeichne es.

Wie kann man das Feuer der Wut löschen?

Jeder hat das Recht, wütend zu sein. Auch du. Wenn du dich beispielsweise mit jemandem streitest oder deine Eltern dich ins Bett schicken. Warst du schon mal sehr, sehr wütend? Erinnerst du dich, in was für einer Situation das war? Wut kann brennen wie ein Feuer, deshalb brauchen wir einen Feuerwehrmann, der sie löscht.

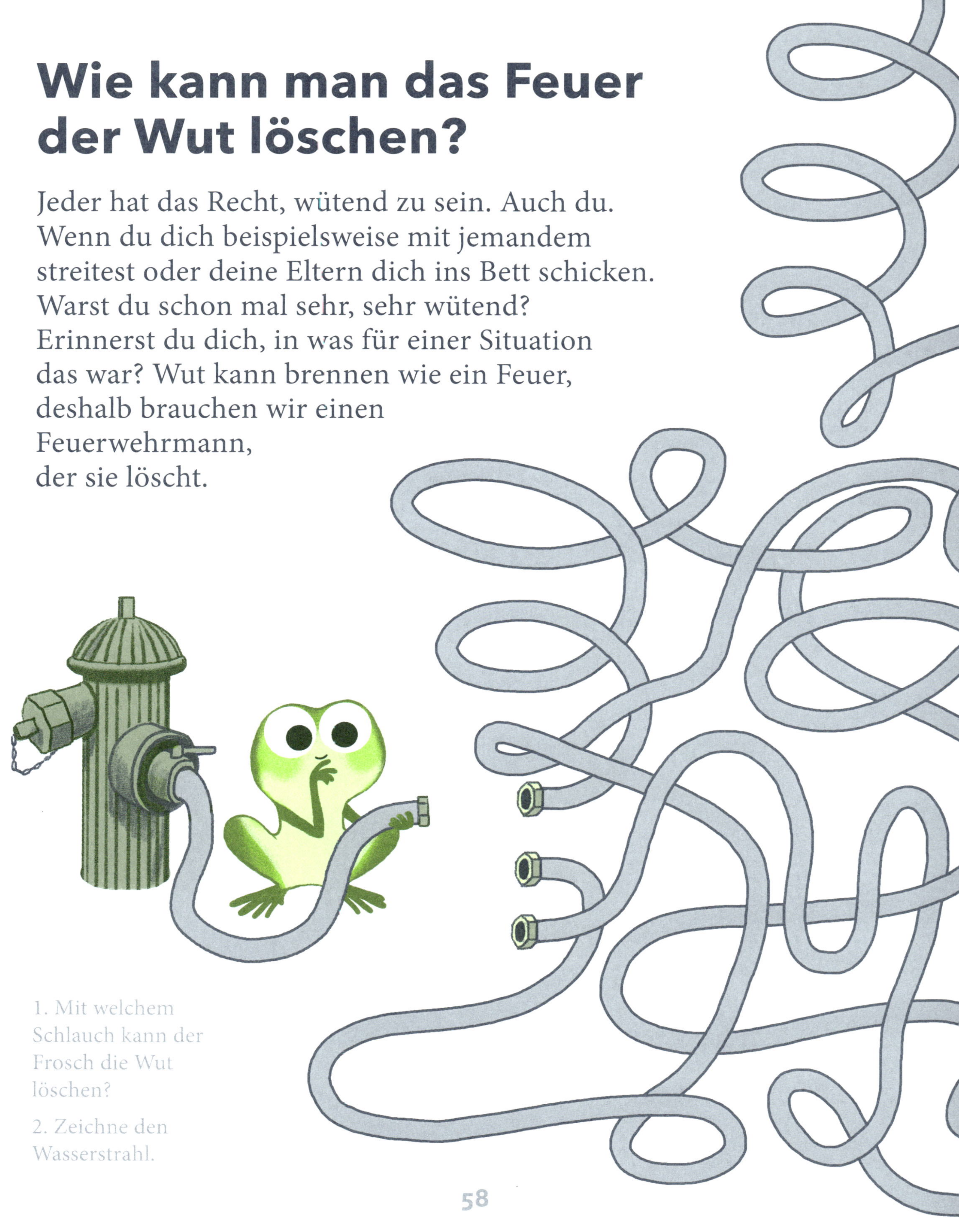

1. Mit welchem Schlauch kann der Frosch die Wut löschen?

2. Zeichne den Wasserstrahl.

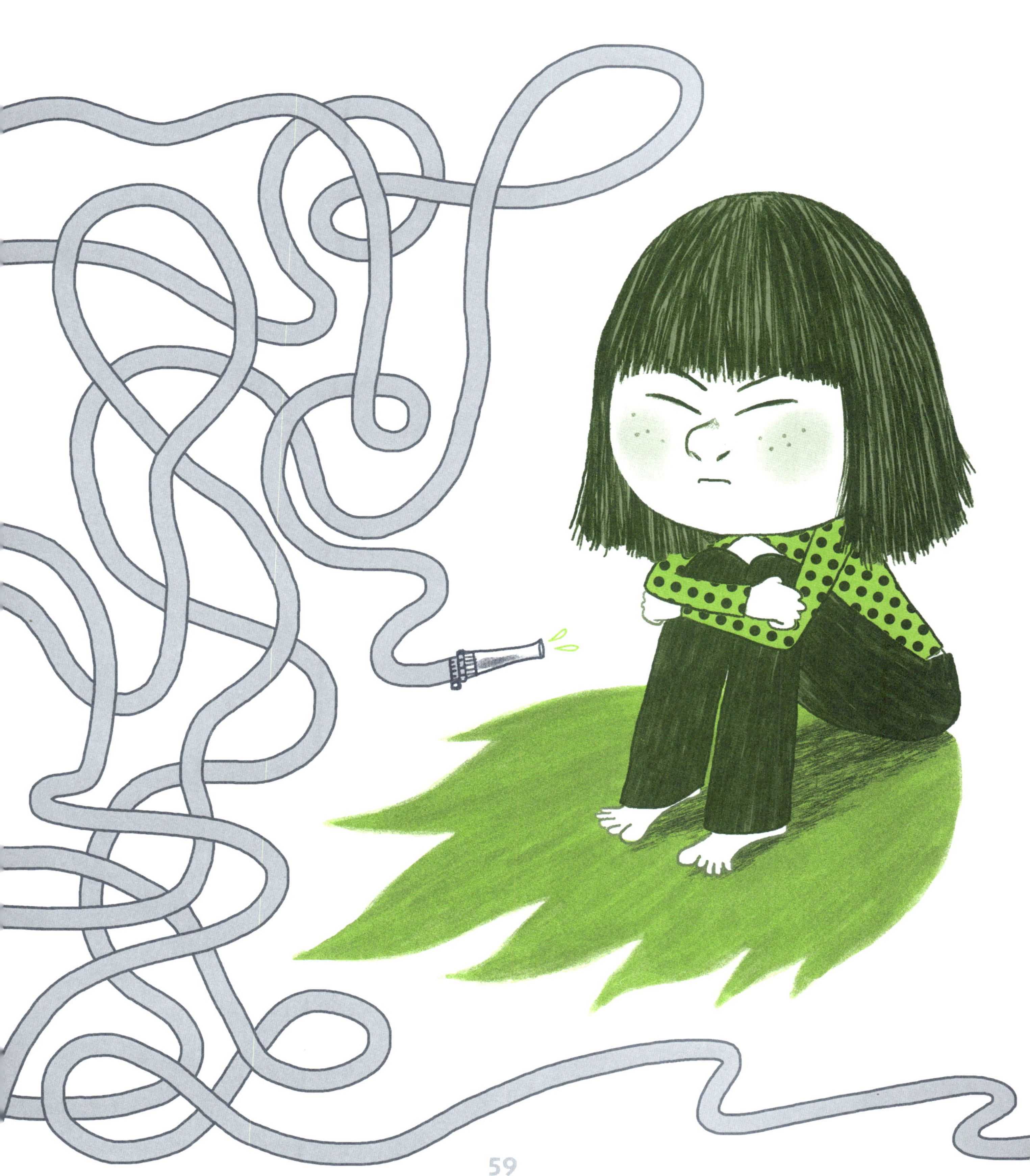

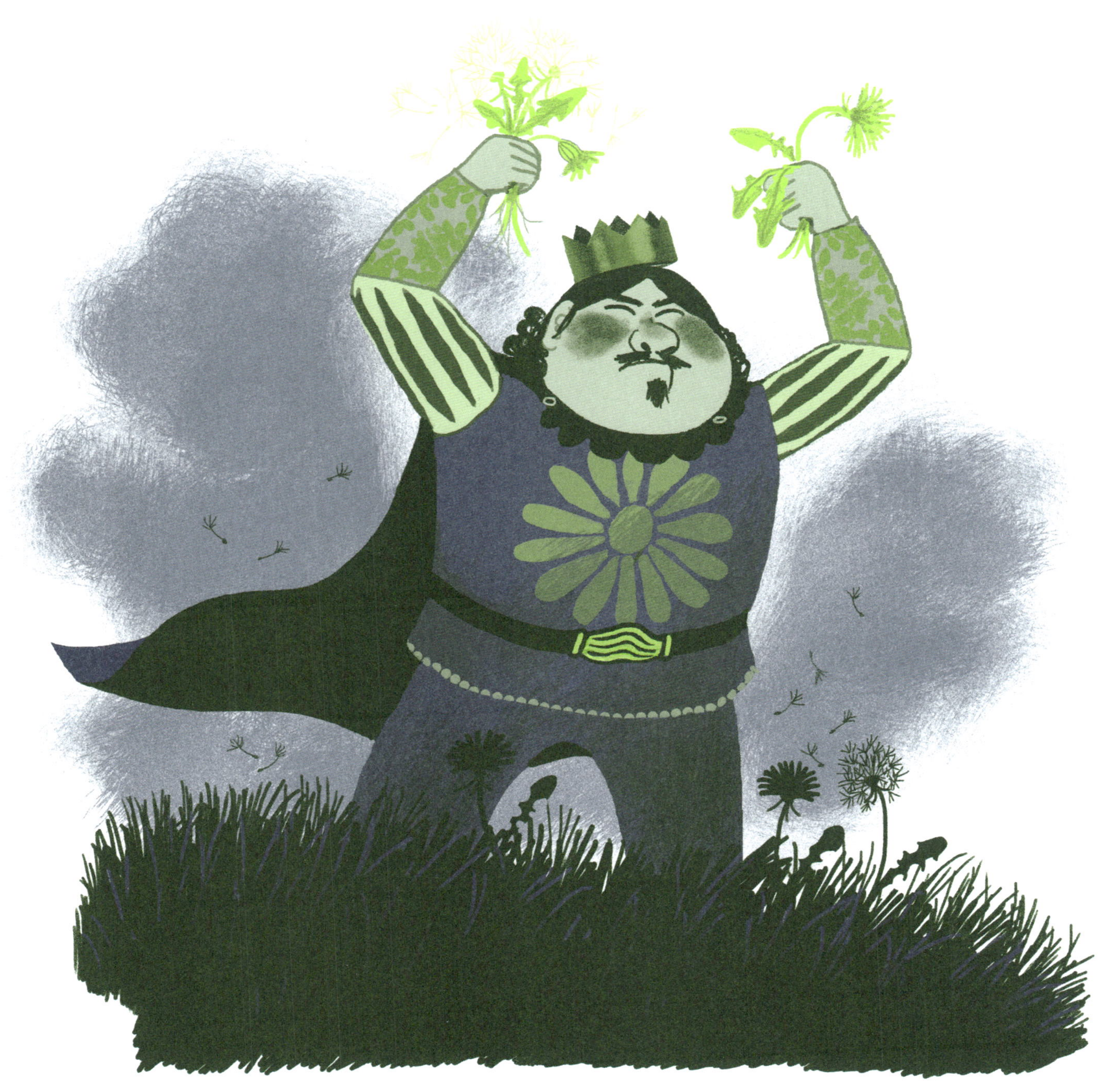

DER KÖNIG, DER LÖWENZAHN HASSTE

Es war einmal ein König, der lebte in einem großen Schloss, das umgeben war von einer riesigen Rasenfläche. Der Rasen war sein ganzer Stolz, und er wollte, dass er immer saftig grün und ordentlich gemäht war. Er liebte diesen Rasen so sehr, dass er nicht das kleinste Unkraut, nicht den kleinsten Löwenzahn darin duldete.

Er hatte eine Armee von Gärtnern, die sich Tag und Nacht um den Rasen kümmerten. Eines Morgens entdeckte der König bei seinem Spaziergang einen Löwenzahn! Obwohl die gelbe Blume wunderhübsch war, wurde der König sehr, sehr wütend. Er riss den Löwenzahn aus und schrie: »Werft die Hälfte der Gärtner ins Gefängnis!«

Die Tage vergingen, und während die eine Hälfte der Gärtner im Gefängnis saß und Trübsal blies, hatte die andere Hälfte alle Hände voll zu tun, den Rasen zu pflegen. Aber eines Morgens entdeckte der König dennoch drei Löwenzahnblumen und wurde furchtbar böse. »Jagt alle meine Gärtner davon, und bringt mir jemanden, der sich gut um meinen Rasen kümmert!«

In diesem Moment kam ich, der Frosch, vorbei. »Majestät«, sagte ich zu dem König, »wenn Ihr alle Eure Gärtner davonjagt, wird sich der Löwenzahn auf dem gesamten Rasen ausbreiten. Es gibt im Leben immer wieder Dinge, die uns nicht gefallen. Aber wütend zu werden nützt nichts. Es wird diese Dinge trotzdem geben. Uns bleibt nichts anderes übrig, als sie zu akzeptieren. Und manchmal gelingt es uns im Laufe der Zeit sogar, sie zu mögen.«

Die Monate vergingen, und der König regte sich immer weniger über den Löwenzahn auf. Irgendwann fand er die kleinen gelben Blumen sogar ganz hübsch. Und seither, so sagte man mir, hat der König eine neue Leidenschaft: Er liebt Pusteblumen!

»Ich liebe Pusteblumen!«

Wie der Löwenzahn im Rasen des Königs tauchen auch im Leben immer wieder Dinge auf, die wir nicht mögen. Versuche zu akzeptieren, dass vieles im Leben zwar nicht perfekt ist, aber trotzdem gut genug.

1. Finde sieben Unterschiede in diesen Bildern.

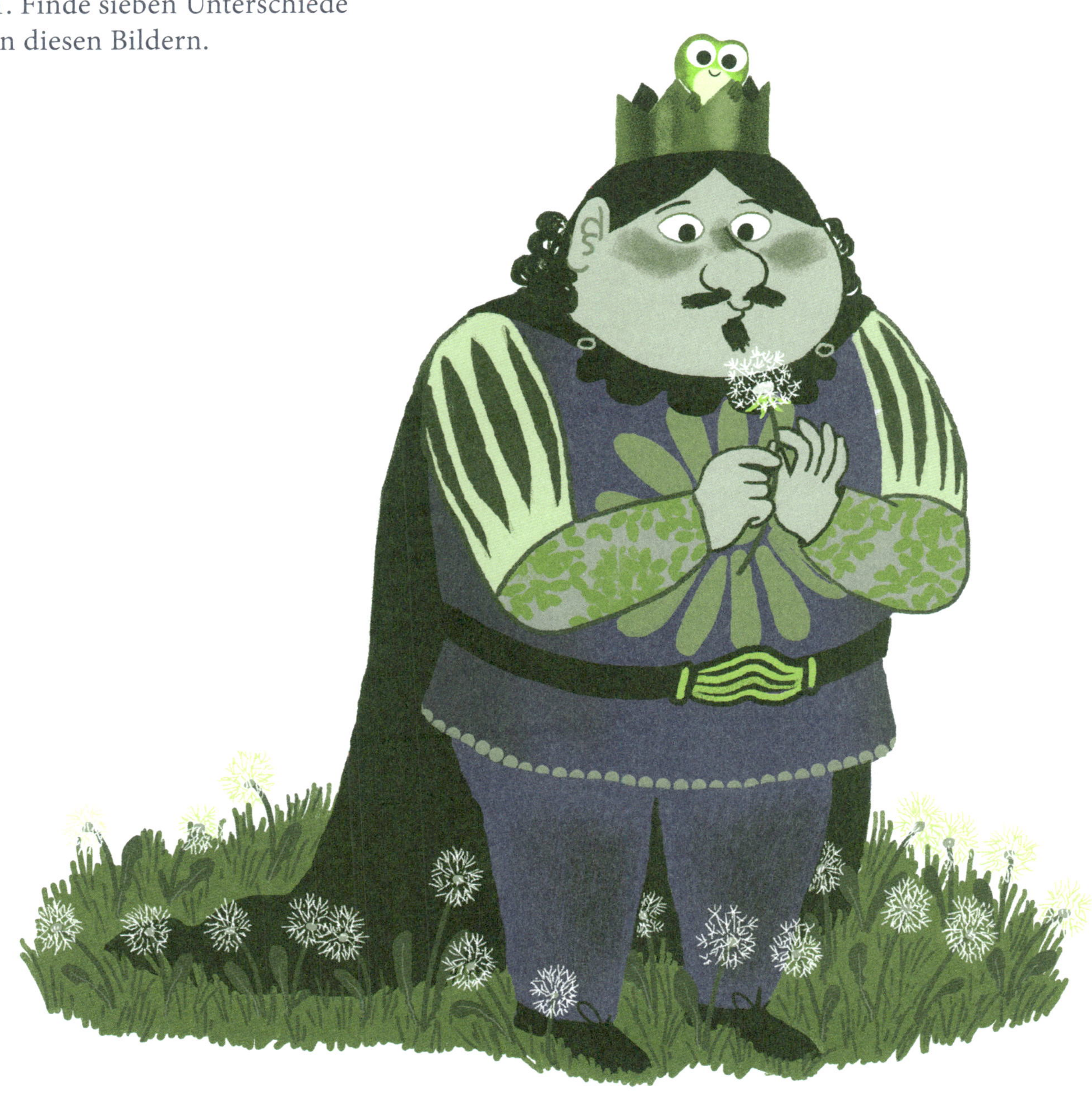

Wenn du dich das nächste Mal über irgendetwas aufregst, dann lass auf dieser Seite einen Löwenzahn wachsen. (Die Sticker findest du hinten im Buch.)

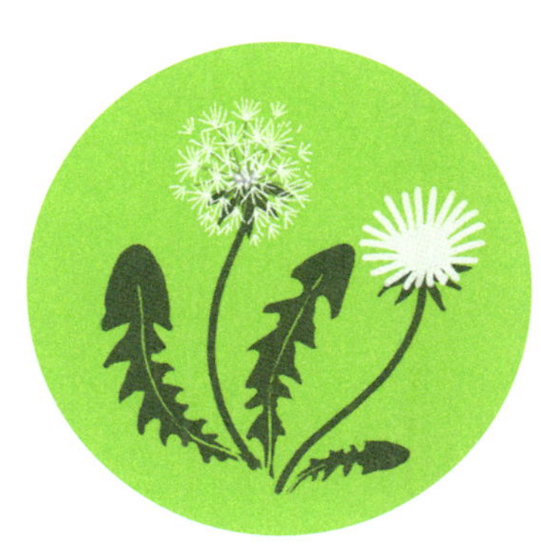

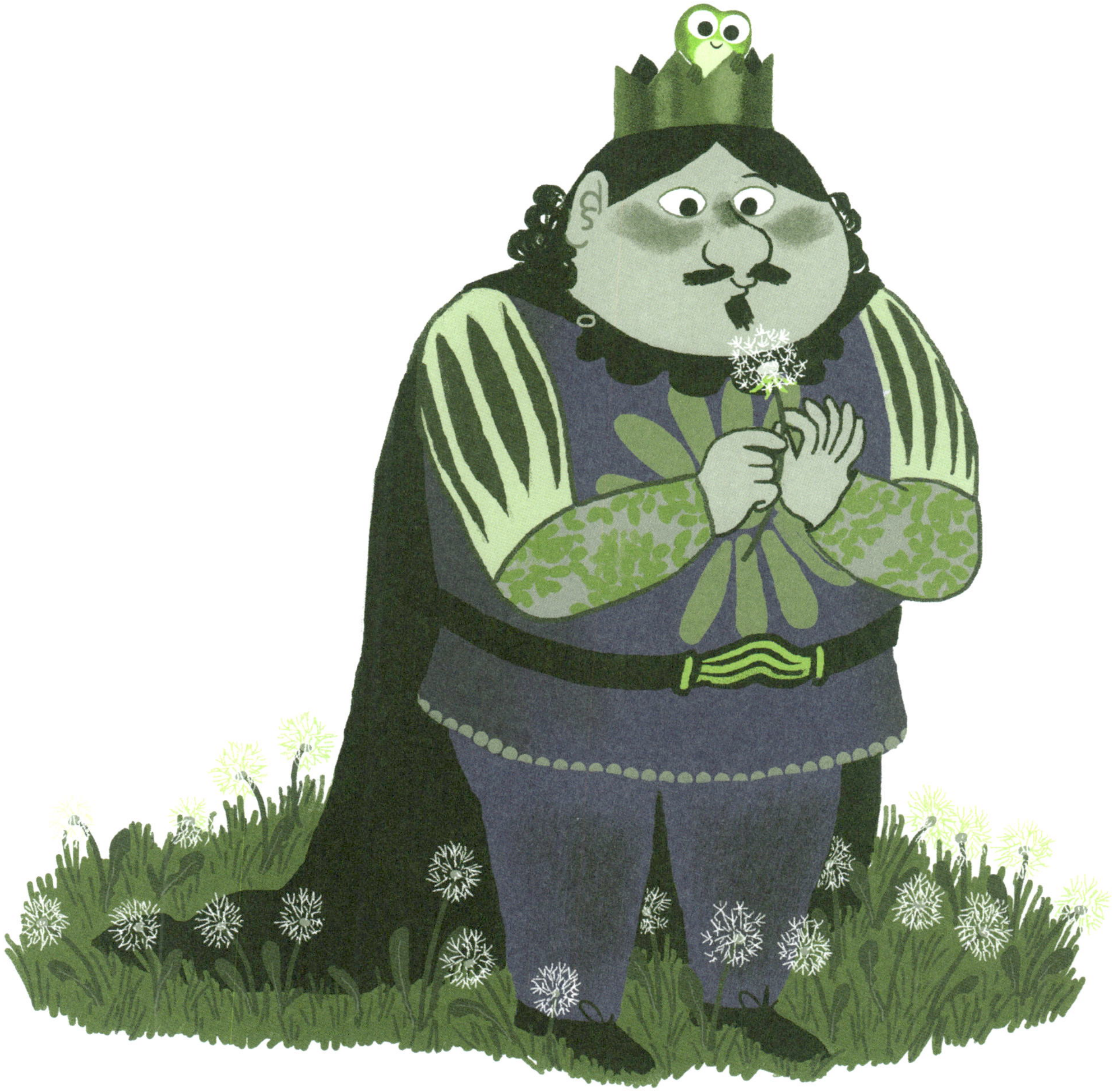

Die magische Welt der Gedanken

Jeder von uns hat Gedanken. Wir denken an etwas Lustiges oder an die Schule. Oder wir denken darüber nach, was wir gerne haben oder machen möchten. Wenn wir uns streiten, haben wir böse Gedanken, und wenn wir jemandem helfen möchten, freundliche.
Wir denken wirklich die ganze Zeit!

1. Stell dir vor, was in den Köpfen dieser Menschen vorgeht, und klebe die Gedanken-Sticker (Seite 101) ein.

2. Welche Gedanken hast du immer wieder?

....

....

3. Was ist dein Lieblingsgedanke?

....

....

4. Wenn du nicht schlafen kannst, weil du über zu viele Dinge nachdenken musst, dann lege die Hand auf den Bauch und spüre, wie dein Atem ein- und ausströmt. Ein und aus … In deinem Bauch sind keine Gedanken!

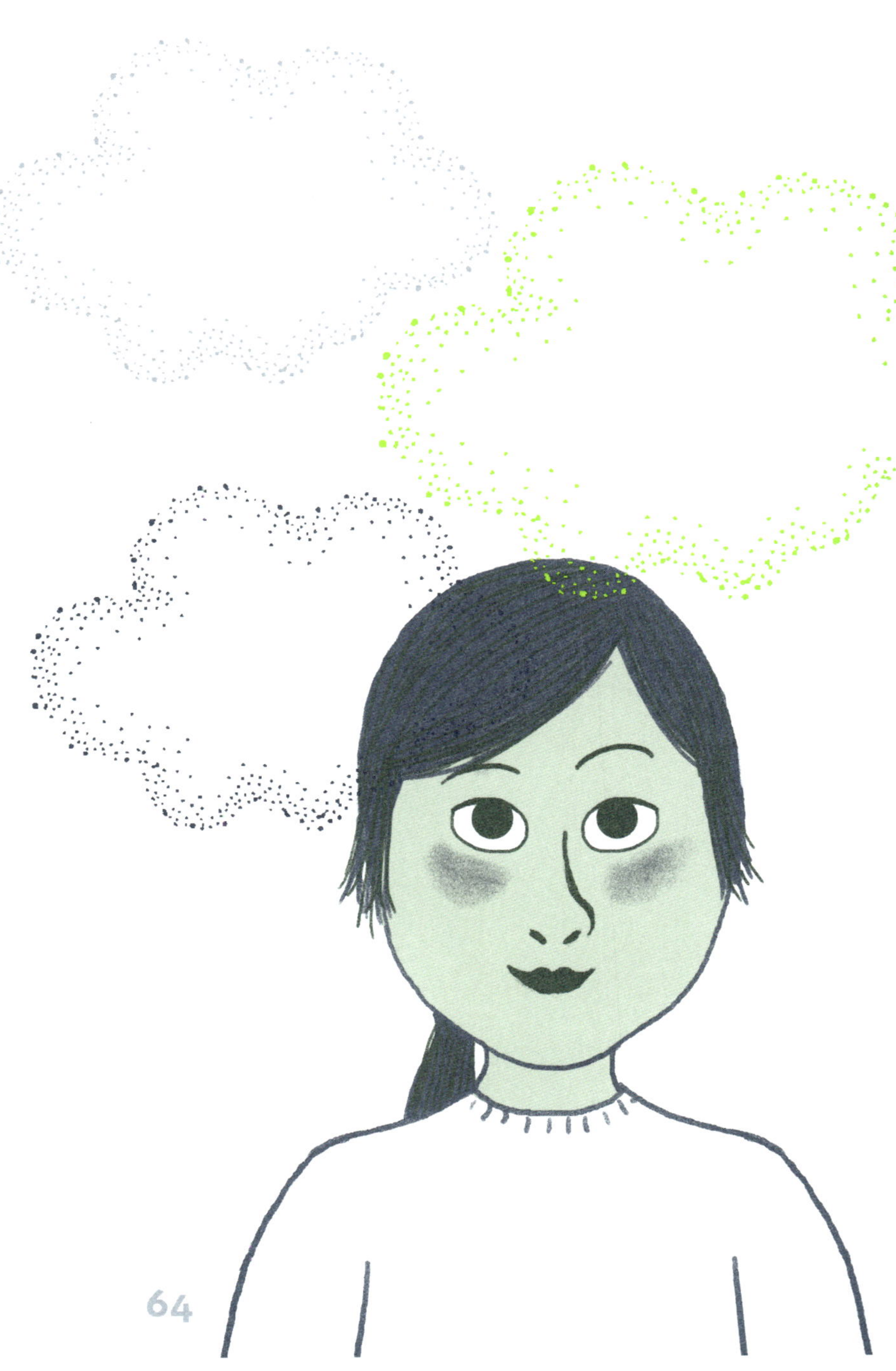

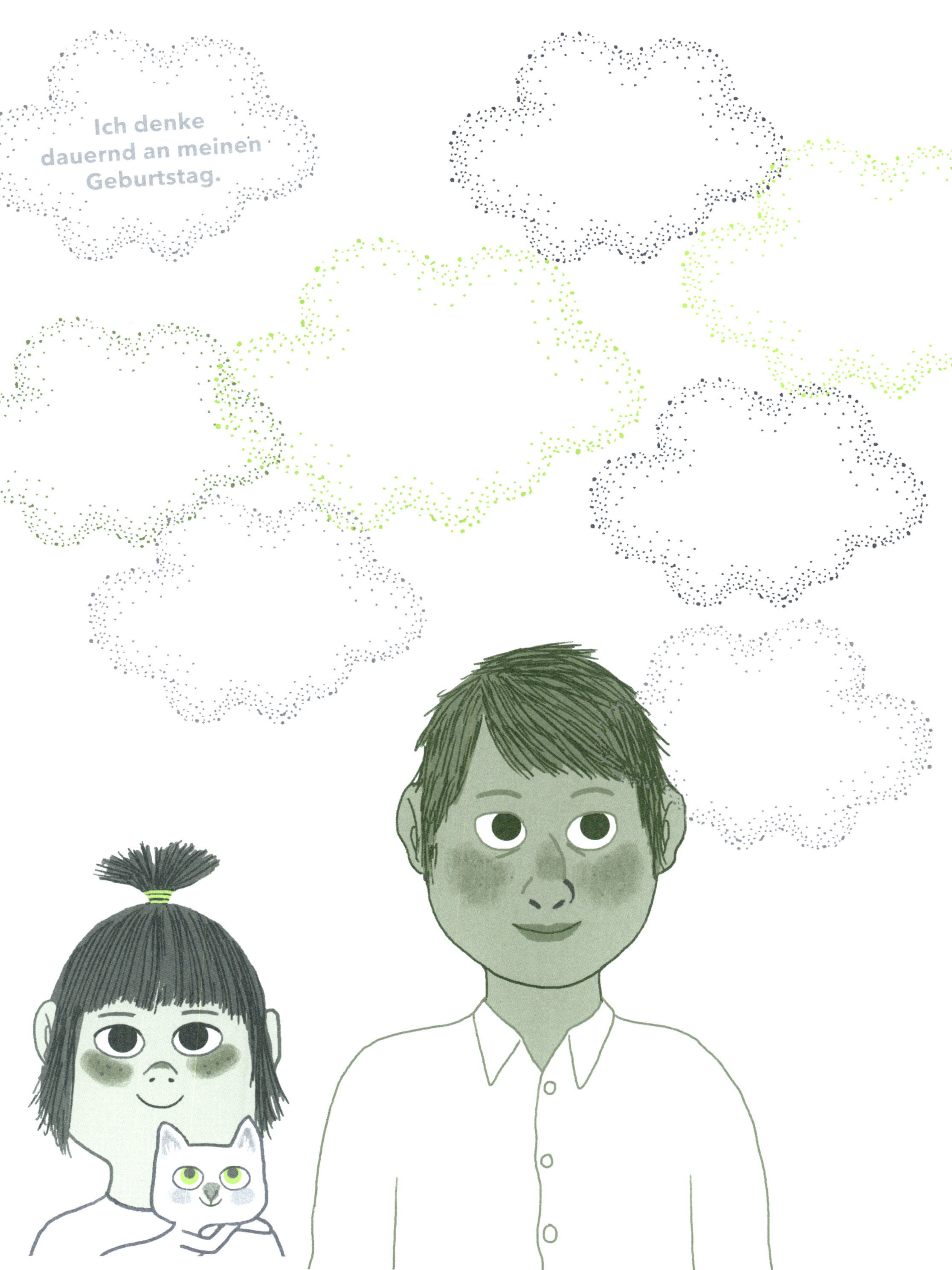
Ich denke
dauernd an meinen
Geburtstag.

Beherrsche deine Gedanken

Müssen wir alles, was unsere Gedanken uns einflüstern, glauben? Nein, müssen wir nicht. Manche Gedanken sind nicht wahr. Sie sind wie kleine Geschichten, die dein Kopf dir erzählt und die dich daran hindern, einfach nur das zu tun, was du gerade machst. Aber du bist der Herrscher über deine Gedanken. Du musst ihnen nicht folgen.

UM EINE GEDANKENSUPPE ZU KOCHEN BRAUCHST DU:

– ein Schraubglas (Marmeladenglas oder Einweckglas)

– zwei Esslöffel flüssiges Glyzerin (erhältlich in der Apotheke), damit die Pailletten langsamer absinken (das Glyzerin sollte ca. ¼ des Gesamtvolumens ausmachen)

– destilliertes Wasser, das nicht gelb wird

– goldene Pailletten (für deine Gefühle)

– silberne Pailletten (für sehr starke Bedürfnisse und Impulse)

– bunte Pailletten (für alle anderen Gedanken)

BASTELANLEITUNG

1. Fülle das Glas mit dem destillierten Wasser und dem Glyzerin.

2. Streue eine große Prise von jeder Paillettenfarbe in das Glas, und schraube es fest zu.

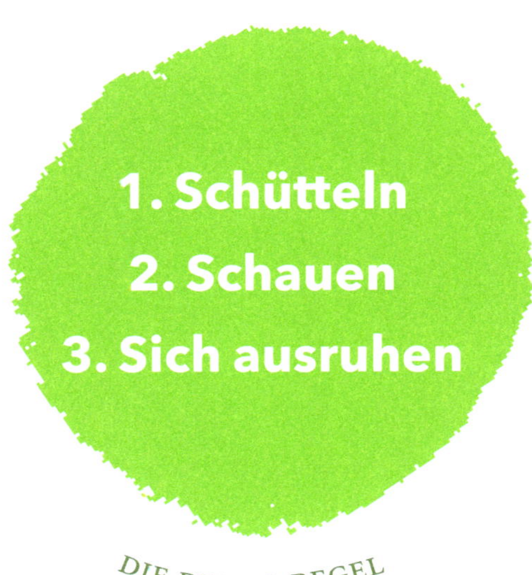

DIE DREI-S-REGEL

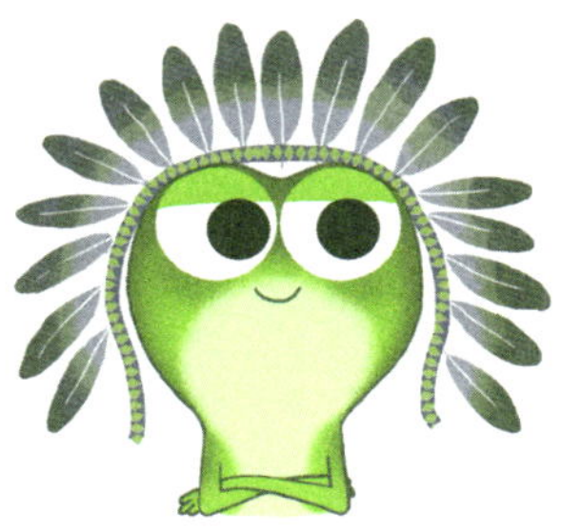

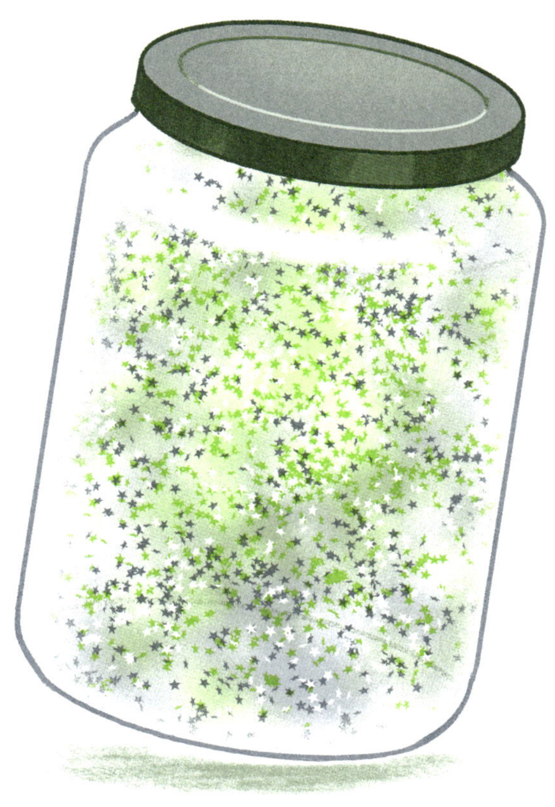

DEINE GEDANKENSUPPE

Das Glas, das du gebastelt hast, ist wie dein Kopf, in dem sich die unterschiedlichsten Gedanken befinden. Wenn du es schüttelst, entsteht ein kleiner Wirbelsturm, und die Pailletten wirbeln darin herum, wie die Gedanken in deinem Kopf. Alles, was dich ärgert oder dir Kummer bereitet, purzelt durcheinander.

SO BENUTZT DU SIE:

1. Schüttle das Glas.

2. Schau den Pailletten zu, die darin herumwirbeln wie die Gedanken in deinem Kopf.

3. Warte, bis alle Pailletten zu Boden gesunken sind.

Während du den Pailletten zusiehst, wie sie sich beruhigen, beruhigen sich auch deine Gedanken, Gefühle und Bedürfnisse. Sie verschwinden zwar nicht, sind aber ganz unten am Boden, wo sie dich nicht stören. Du kannst wieder klar sehen und klar denken.

Und dich dann entscheiden, wie du reagieren willst.

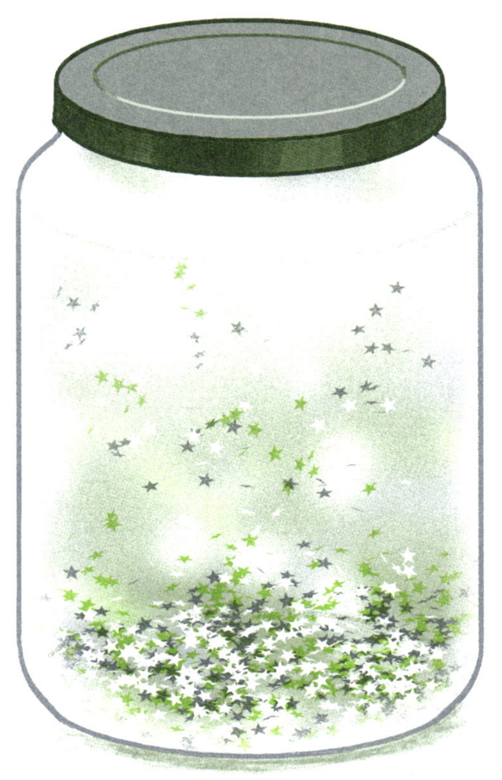

5.

Gestalte dein Leben

Ist dir schon aufgefallen, dass man selbst mit geschlossenen Augen unheimlich viele Dinge sieht? Es ist unglaublich! Jeder kann in seinem Kopf Filme machen, wie ein Kinoregisseur. Mithilfe dieser Filme in deinem Kopfkino kannst du sogar deine Wünsche wahrmachen.

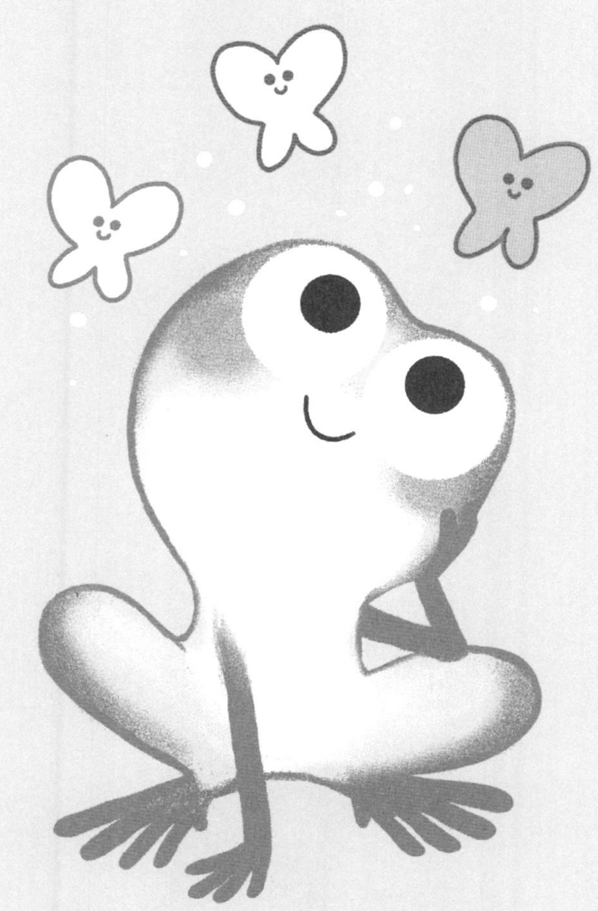

Deine Träume und deine
Vorstellungskraft können dich
weit weg tragen.

Stell dir vor …

In der Schule, aus Büchern oder von deinen Eltern lernst du viel über Dinge in der äußeren Welt. Aber in dir drin existiert noch eine Welt: die Welt der Träume und der Vorstellungskraft. Deine Vorstellungskraft ist sehr mächtig. Sie kann dich an weit entfernte Orte bringen.

1. Jedes dieser Tiere hat eine besondere Fähigkeit. Welche Fähigkeit könnte das sein? Vervollständige die Sätze.

2. Stell dir vor, dass du diese Fähigkeiten ebenfalls besitzt. Du kannst sie in deinem Inneren spüren und sehen.

3. Auf der Seite mit den Stickern findest du die Tiere noch einmal. Wenn du ihre Fähigkeiten brauchst, dann klebe sie auf dein Bett, deinen Schreibtisch oder auf dein Heft.

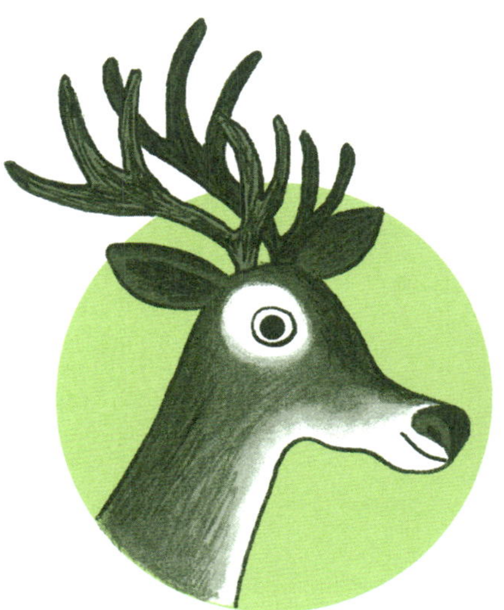

…………………… wie ein Hirsch.

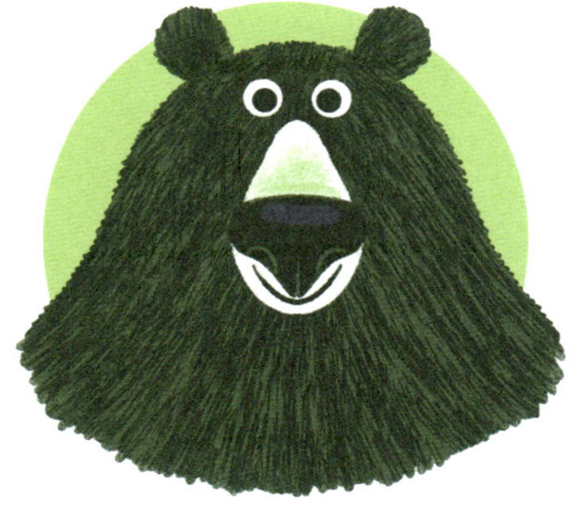

Stark wie ein Bär.

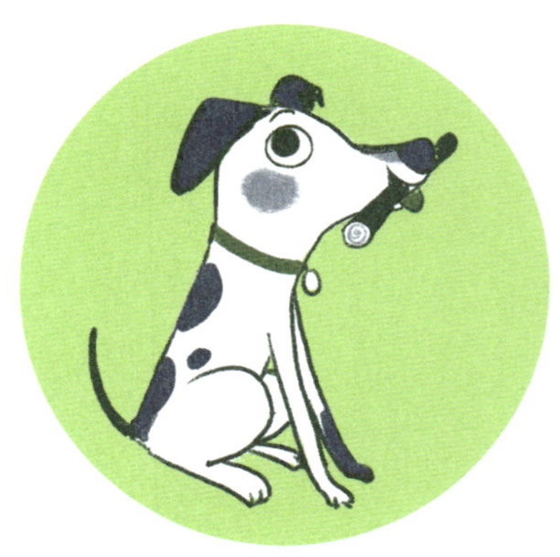

…………………… wie ein Hund.

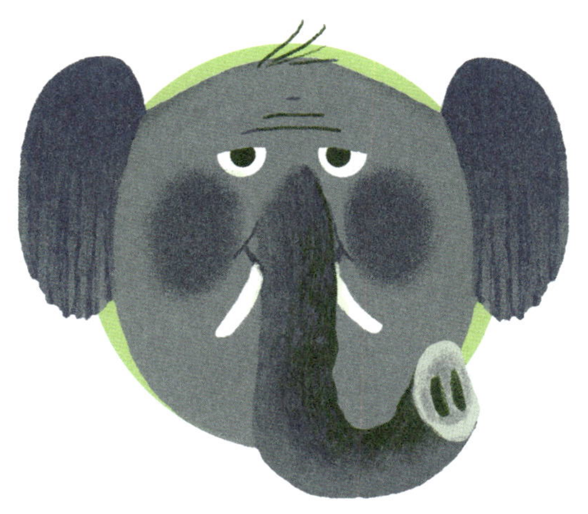

....
wie ein Elefant.

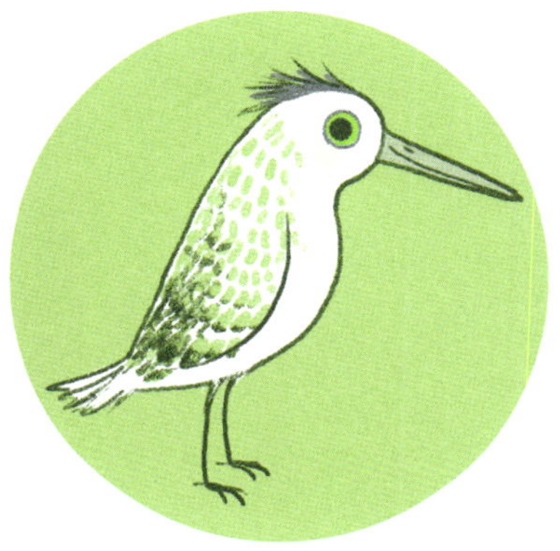

....
wie ein Vogel.

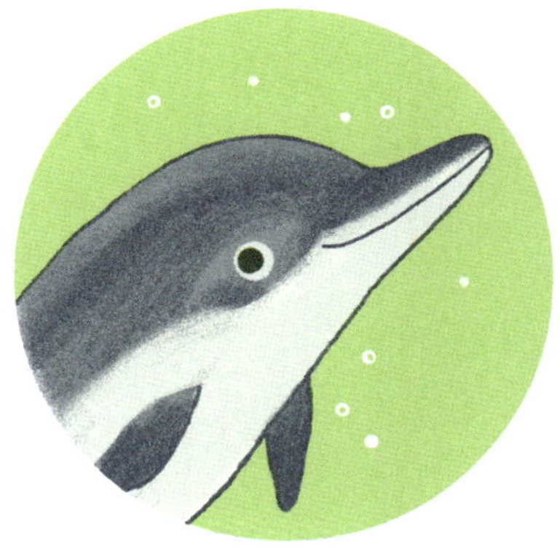

....
wie ein Delfin.

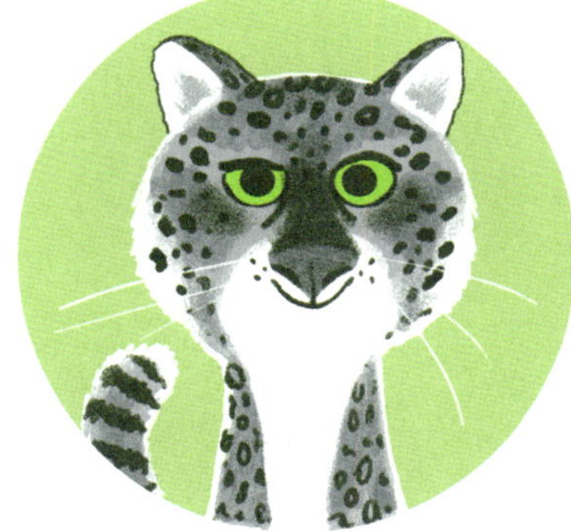

....
wie ein Leopard.

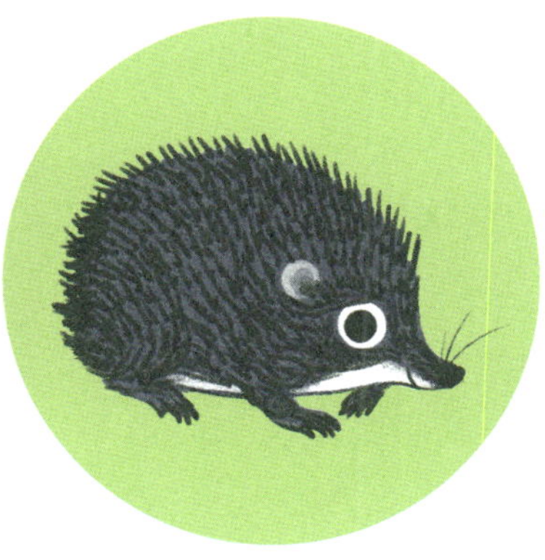

....
wie ein Igel.

....
wie ein ....

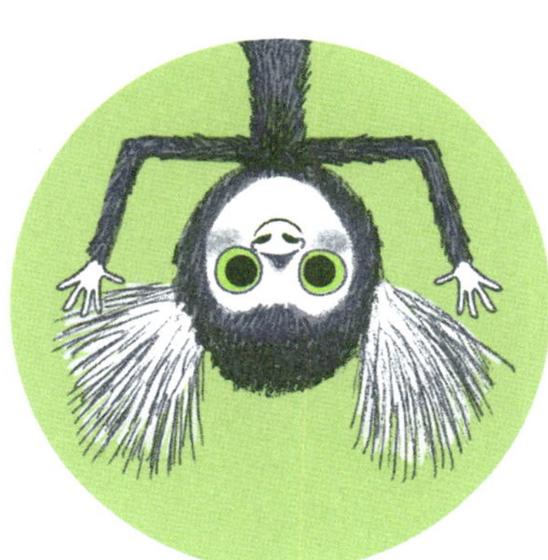

....
wie ein Affe.

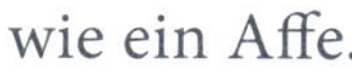

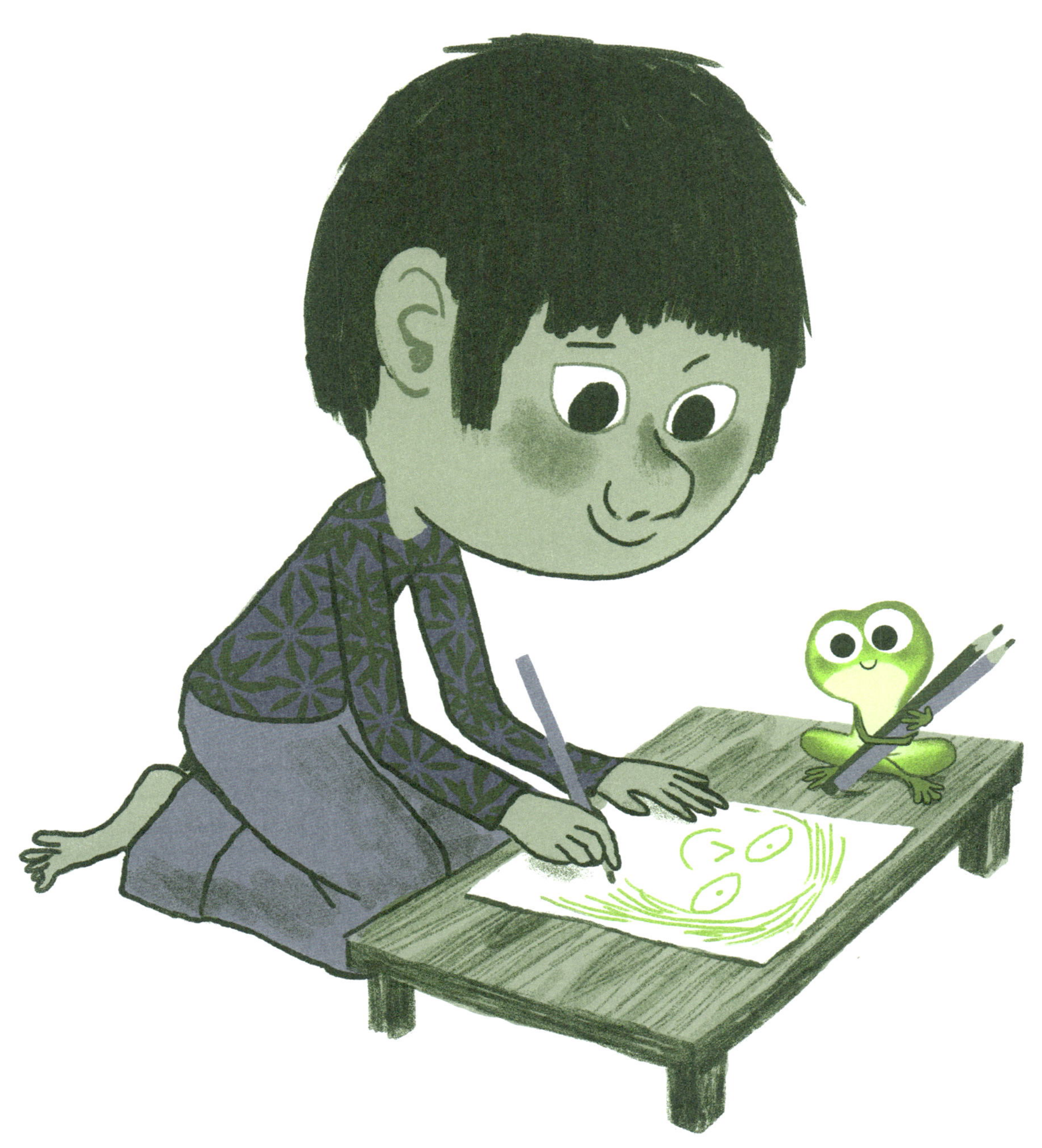

DER TAUGENICHTS

Es war einmal eine Familie mit sieben Kindern, von denen jedes ein besonderes Talent hatte: Das erste konnte Holz fällen, das zweite war ein guter Jäger, das dritte konnte hart arbeiten, das vierte ausgezeichnet kochen, das fünfte Steine behauen und das sechste wunderschön singen. Nur das jüngste Kind hatte kein Talent, und darum nannte man es den Taugenichts.

Der kleine Taugenichts war darüber sehr traurig, und weil er dachte, dass er ohnehin nichts konnte, versuchte er auch nichts.

Ich, der Frosch, habe in meinem ganzen Leben noch kein Kind getroffen, das überhaupt nichts kann. Also beschloss ich, mich um den Taugenichts zu kümmern. Ich brachte ihm einen Stift und einen Zeichenblock. »Aber ich kann nicht zeichnen!«, sagte der Taugenichts. »Versuch es«, forderte ich ihn auf. »Fang einfach mit einem Punkt oder einem Strich an.«

Der Taugenichts verzog sich in eine Ecke und zeichnete Striche, Kreise und Punkte. Nach und nach fasste er Vertrauen in sich und zeichnete immer mehr, bis er am Ende sehr gut zeichnen konnte!

Einige Zeit später tauchten böse Männer im Dorf auf, die den Taugenichts und seine Familie entführten, fesselten und in einen Kerker warfen. Seine Brüder und Schwestern weinten, aber der Taugenichts fing an zu zeichnen. Er zeichnete Mäuse, die so echt aussahen, dass sie vom Papier krabbelten und die Seile durchbissen, die die Familie gefangen hielten.

Endlich wieder frei umarmten seine Brüder und Schwestern den Taugenichts und beschlossen, ihm einen neuen Namen zu geben. Nach kurzem Nachdenken tauften sie ihn den Tausendsassa!

Du bist ein Künstler!

Zeichne ausgehend von diesem Punkt die schönsten Muster, die du dir vorstellen kannst.

Hier kann man nichts richtig oder falsch machen!

Vervollständige die Geschichte und zeichne Bilder dazu. Nutze deine Vorstellungskraft!

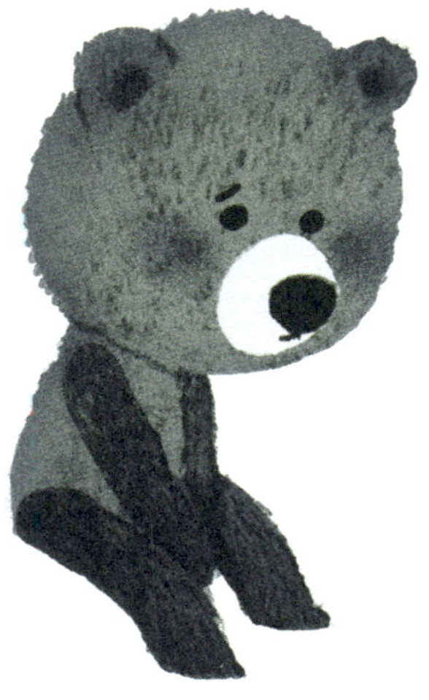

DIE GESCHICHTE VOM TEDDY, DER ____________

Es war einmal ein Teddy, der sich furchtbar langweilte. Er saß bewegungslos hoch oben auf .... und wartete.

Er war ein ganz besonderer Teddy, weil er der einzige war, der ....

....

....

konnte.

Der Frosch schlug ihm vor, seinen Freund, den

....

.... mit einem Besuch zu überraschen.

Der Teddy sah sofort, wie traurig der .... war. Aber er hatte eine Idee, wie er ihn glücklich machen konnte. Er bat seinen Freund, den .... , ihm zu helfen.

Und was haben sie gemacht? Sie ....

....

....

Und so lebten der Teddy, sein Freund, der ....

.... und ....

glücklich bis ans Ende ihrer Tage!

Was hast du auf dem Herzen?

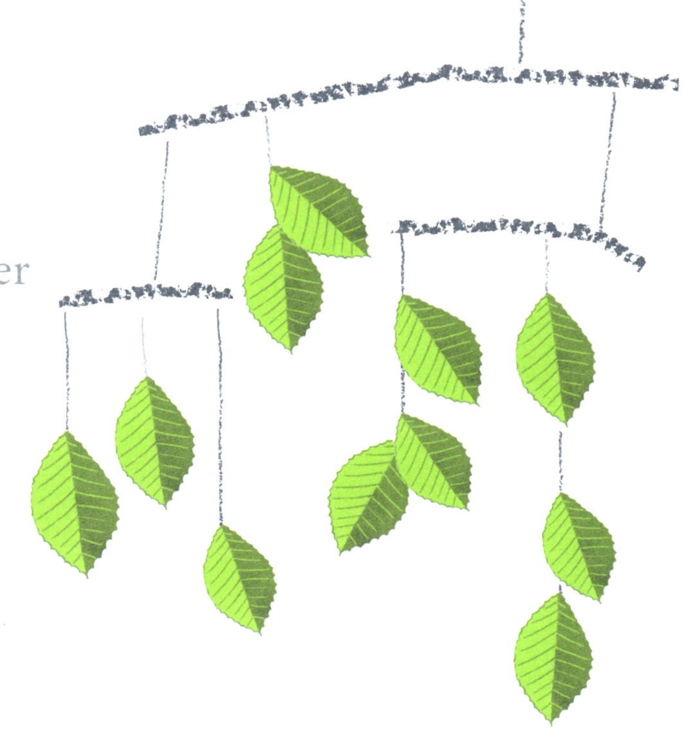

Meistens ist alles, wie es sein soll. Aber manchmal läuft auch alles schief: In der Schule haben sie sich über dich lustig gemacht. Du hast dich mit einem Freund gestritten. Oder jemand, den du gernhast, ist krank. Es gibt immer wieder Situationen, an denen du nichts ändern kannst; vielleicht, weil du noch zu klein bist, vielleicht aber auch, weil die Dinge sind, wie sie eben sind.

DEIN WUNSCHBAUM

Was hast du auf dem Herzen? Was würdest du an dir selbst oder an anderen gerne ändern? Bastle dir einen Wunschbaum, und hänge ihn in dein Zimmer.

DU BRAUCHST DAZU:

- kleine Zweige, chinesische Essstäbchen oder Trinkhalme aus Papier
- Schnur oder Faden
- Klebeband

BASTELANLEITUNG

1. Schneide die Blätter aus, und schreibe auf die Rückseite deine innigsten Wünsche.
2. Schneide unterschiedlich lange Stücke von deinem Faden ab, und binde sie wie auf dem Bild an die Zweige. Einen ganz oben, um den Wunschbaum daran aufzuhängen.
3. Befestige die Wunschblätter mit Klebeband an den Fäden.

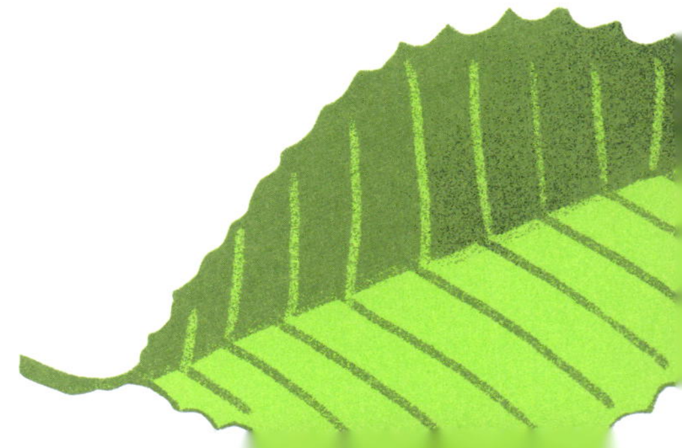

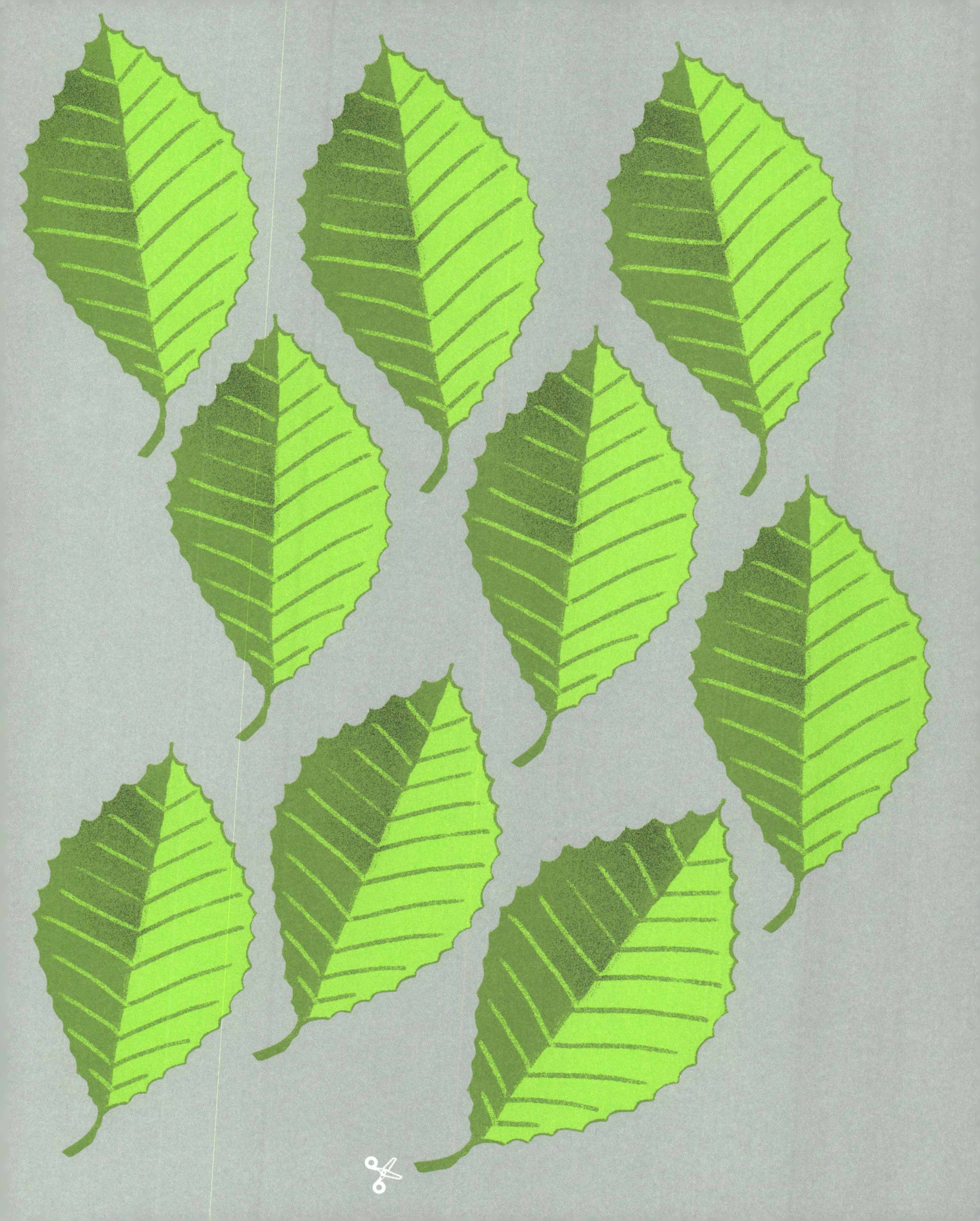

Lass dich überraschen!

Frage jemanden, ob er mit dir zeichnen will, und zeichnet dann gemeinsam ein Bild. Aber mit nur einem Stift! Los geht's! Was für ein Bild entsteht?

Wer die Dinge so akzeptiert, wie sie sind, hat mehr vom Leben.

6. Freundlich sein tut gut

Freundlichkeit ist eine der wichtigsten Eigenschaften überhaupt. Jeder kann freundlich sein. Es ist wie ein warmer Regen, unter dem alles wächst und gedeiht. Und wenn du einmal nicht freundlich bist, ist es wichtig, dass du dir dessen bewusst bist. Nur so kannst du dich wieder mit anderen vertragen.

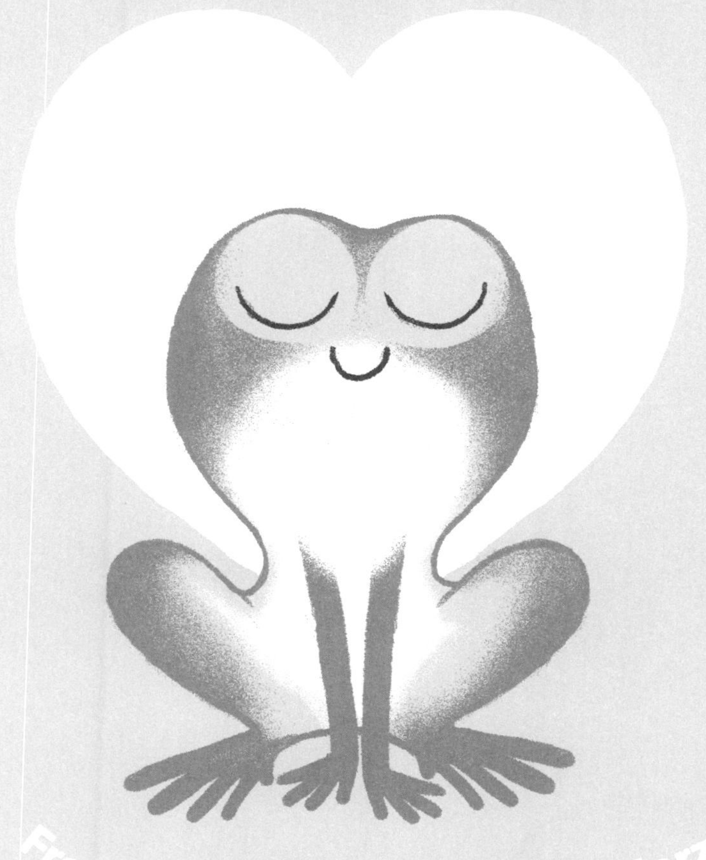

Freundlichkeit berührt dein Herz.
Dank ihr kannst du wachsen
und auf dich selbst
und andere vertrauen.

Alle Herzen haben die gleiche Farbe

In jedem Menschen schlägt ein Herz, und alle Herzen haben die gleiche Farbe, ganz gleich, wo ein Mensch lebt.

1. Klebe jedem Kind einen Herzsticker auf die Brust.

2. Wo auf der Welt leben diese Kinder? Schreibe die richtigen Buchstaben in die Kreise.

A – Lateinamerika

B – Europa

C – Afrika

D – Indien

E – Japan

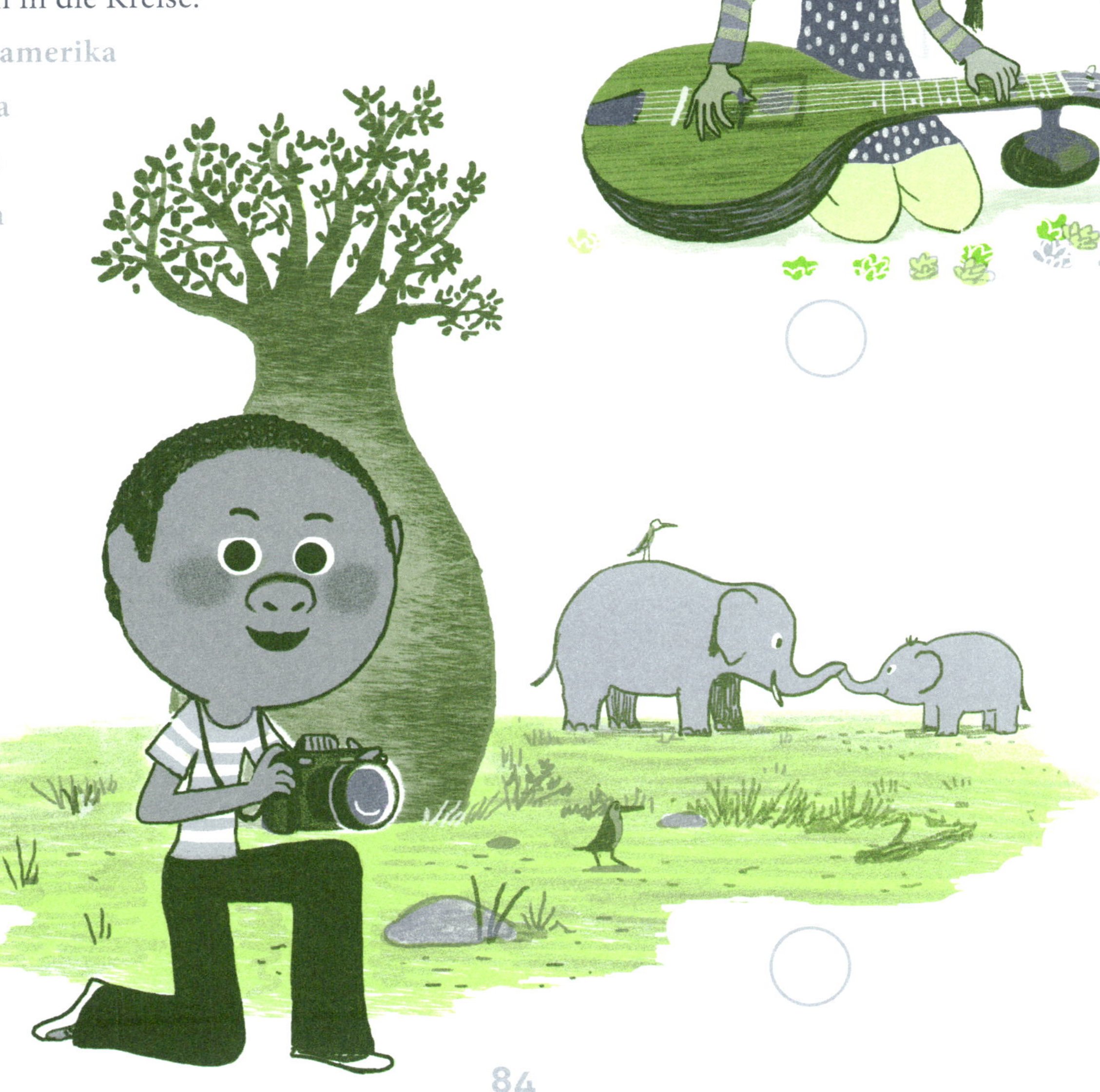

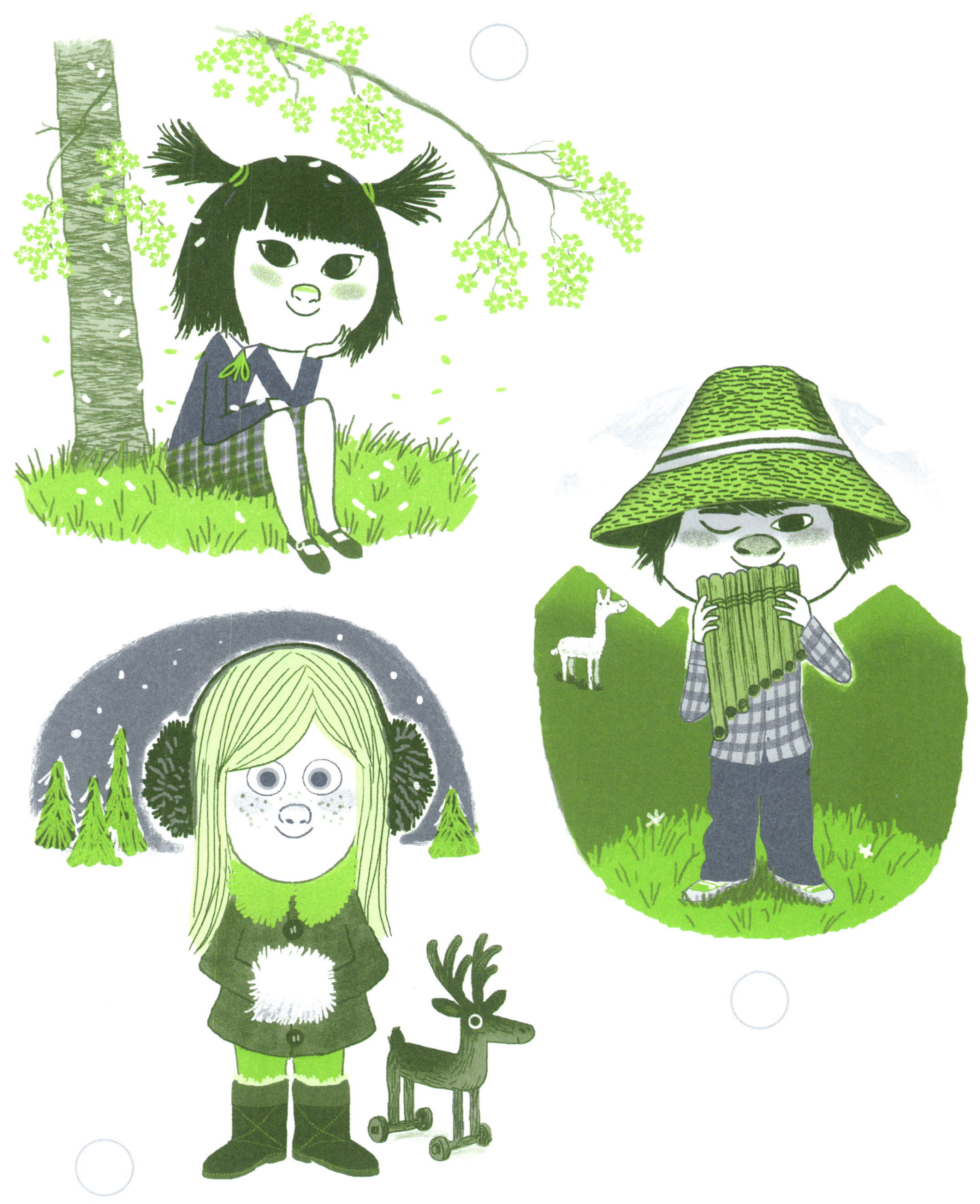

Es ist schön, andere zu mögen und gemocht zu werden

1. Schneide die Umschläge und die Kärtchen aus.
2. Überlege dir, was du an anderen Menschen magst, und schreibe es auf die Kärtchen.
3. Falte die Umschläge wie unten abgebildet und stecke die Kärtchen hinein.

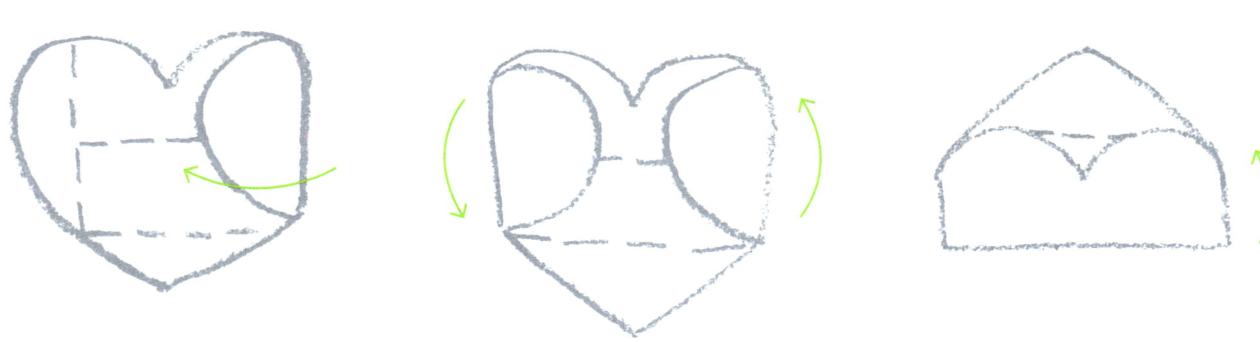

4. Gib die Umschläge den Menschen, für die sie gedacht sind, oder lege sie unter ihr Kopfkissen.

Von

Für

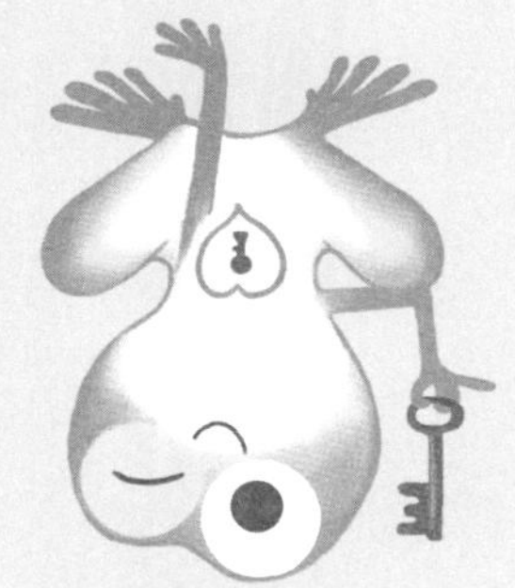

Ich mag dich,
weil …

Du magst mich,
weil …

Fühl dich
umarmt!

Von

Für

Ich wollte dir nur sagen, dass …

Dieses Herz ist für dich, weil …

Fühl dich
umarmt!

Von ....

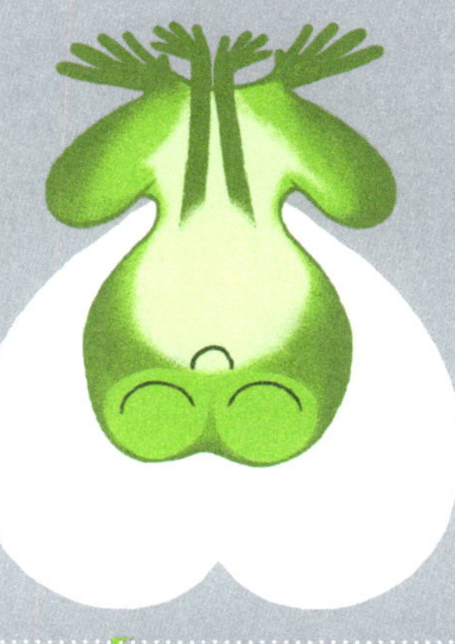

....

Für

Du bist der/die beste

....

der Welt!

Fühl dich
umarmt!

Du bist immer
noch so

....

Das Glück leuchtet in allen Farben

Male den Regenbogen in deinen Lieblingsfarben aus.

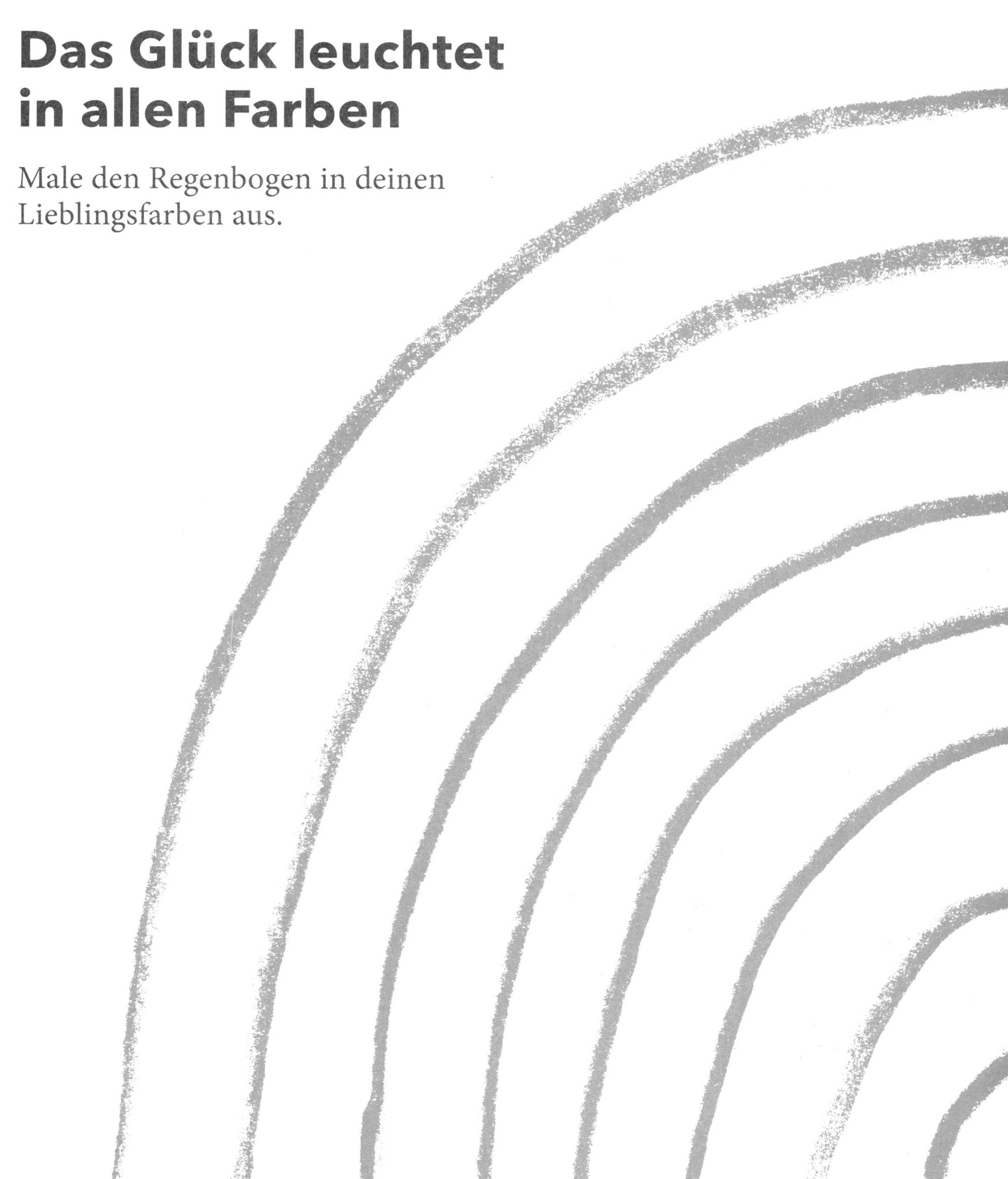

Glücklich sein

Glück bedeutet, in glücklichen Momenten zu wissen, dass man glücklich ist. Oft nehmen wir nur die Dinge bewusst wahr, die uns nicht gefallen. Achten wir jedoch bewusst auf die schönen Dinge, erkennen wir, dass es viel mehr davon gibt, als wir glauben.

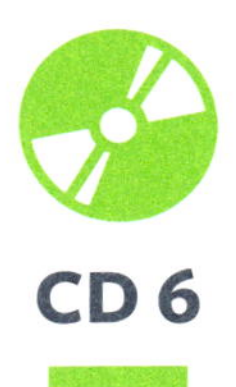

1. DER GLÜCKSVOGEL

Zum Schluss kannst du dir noch eine Meditation auf der CD anhören.

2. Zeichne alles, was du auf deiner Reise mit dem Glücksvogel gesehen hast.

Übungen auf der CD

Die Windmühle

Der Schmetterling

Die freundliche Kobra

Die kleinen Schalen: Nach dieser Übung fühlst du dich frisch und fit

Klanglandschaft

Der Glücksvogel

Meinen Glückwunsch! Du hast das Geheimnis der Aufmerksamkeit entschlüsselt

Nachdem du alle Übungen so großartig gemacht hast, bist du nun Mitglied im Club der Frösche.
Wann immer du das Bedürfnis hast, still und aufmerksam zu sein, kannst du dieses Schild an die Tür hängen.

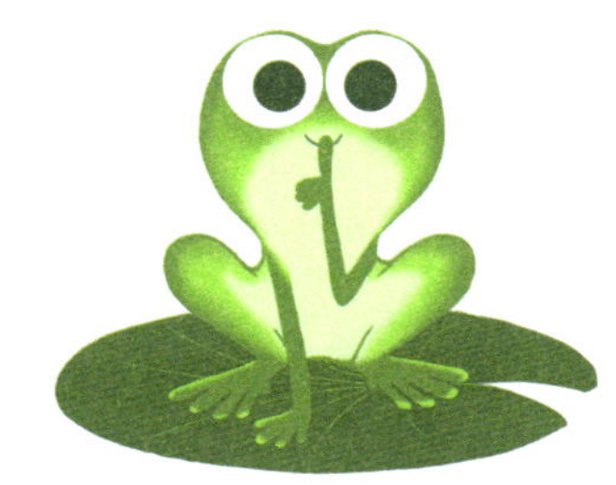

Schneide das Türschild aus.
Falte es in der Mitte und klebe es an den Rückseiten zusammen.

Super-Frosch

Mitglied im Club der Frösche nach erfolgreichem Abschluss aller Aufmerksamkeitsübungen.

VORNAME UND UNTERSCHRIFT

UNTERSCHRIFT DES CLUBVORSTANDS

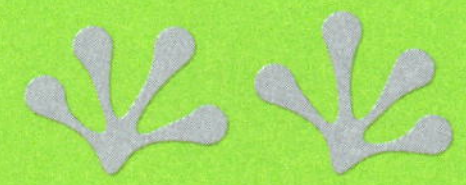

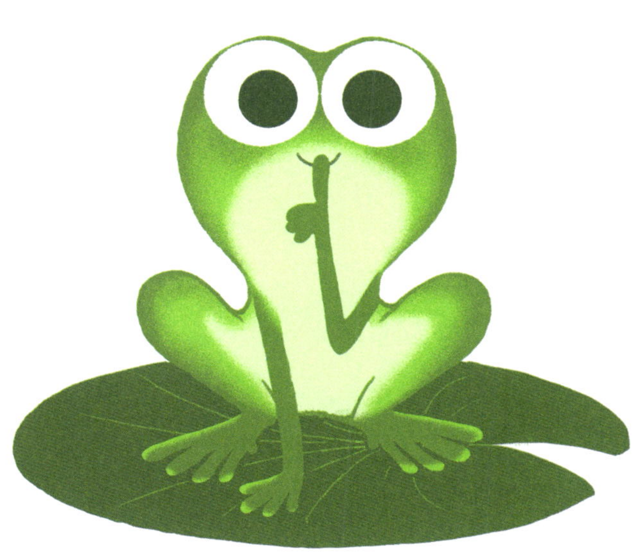

Pssst!
Ich meditiere!

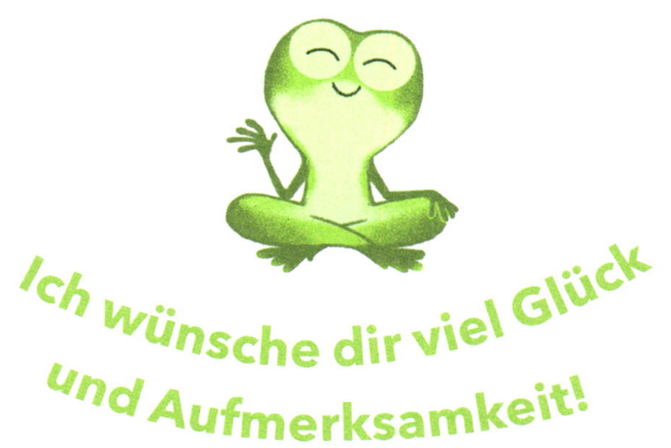

Übungen zum Download

Vier Yogaübungen, ein Spiel, bei dem man lernt, einmal einfach nur zuzuhören, und die Meditation des Glücksvogels finden sich auf der beiliegenden CD.

Du kannst die Audiodateien auch kostenlos herunterladen unter: www.randomhouse.de/Arbeitsbuch-Snel-Stillsitzen

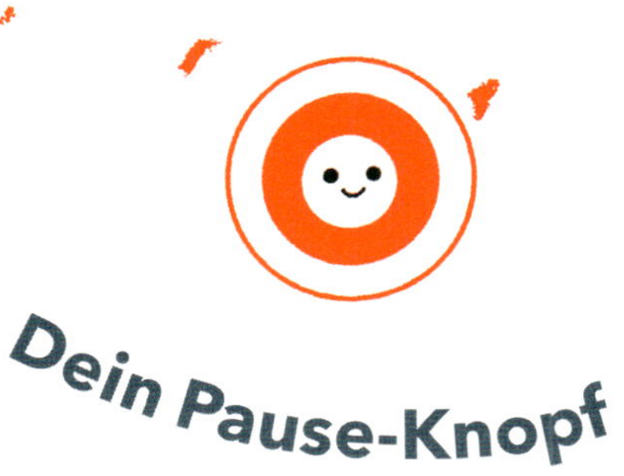

Seite 32–33

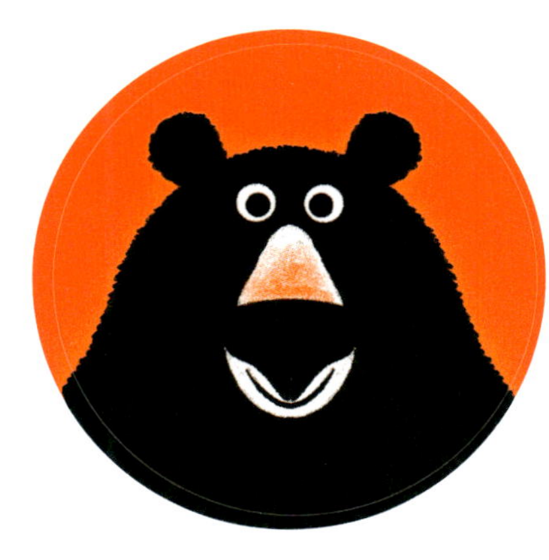

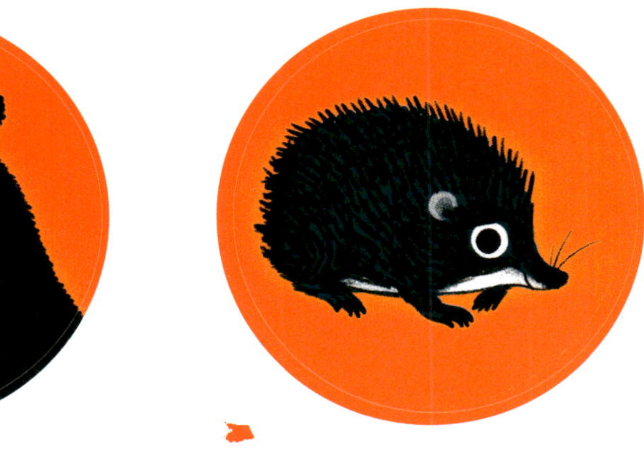

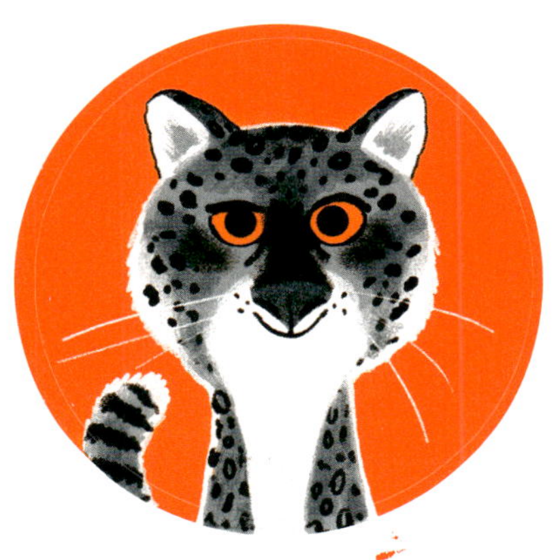

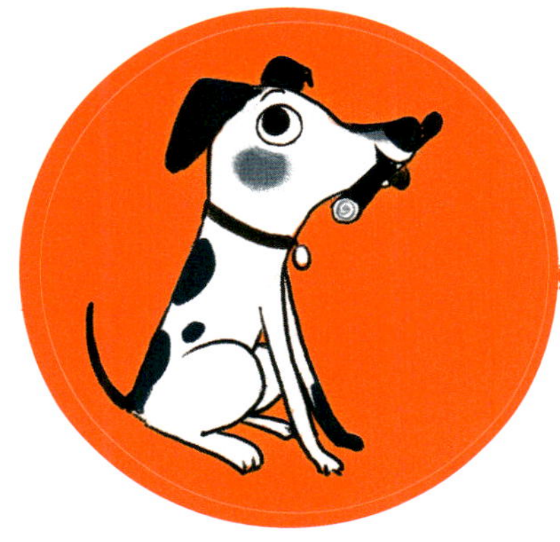

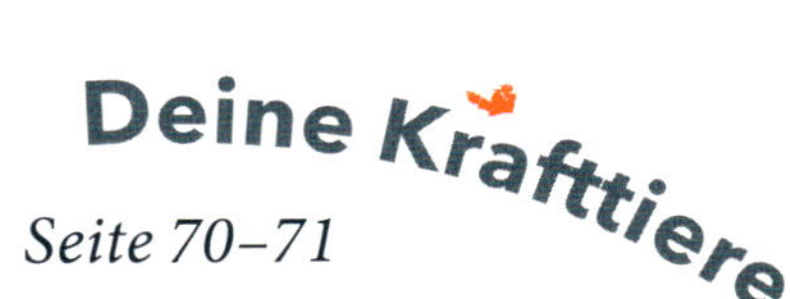

Seite 70–71

Sie besitzen Superkräfte und können sehr nützlich sein, wenn du es einmal schwer hast. Wenn du zum Beispiel nicht einschlafen kannst, weil du dich fürchtest, kann dich der Sticker mit dem stärksten Tier beschützen.

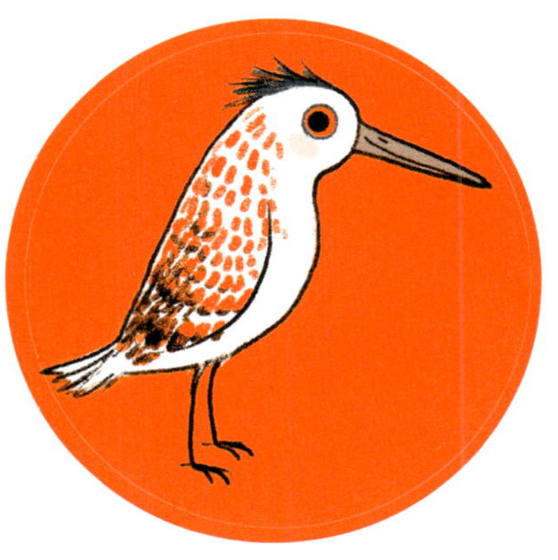

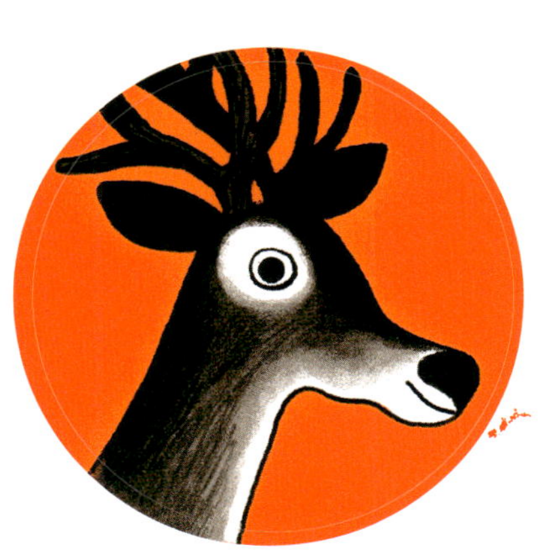

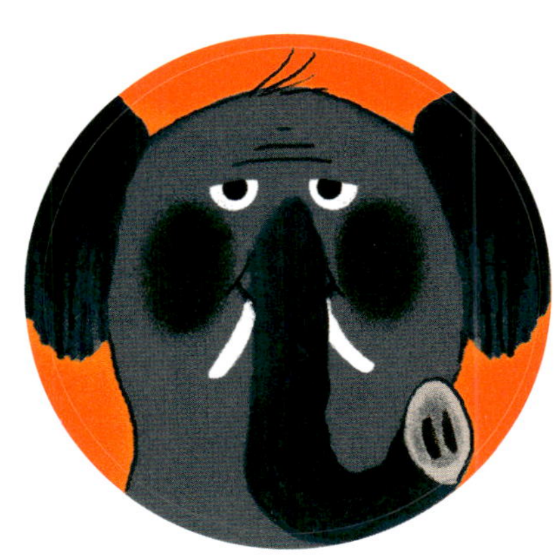

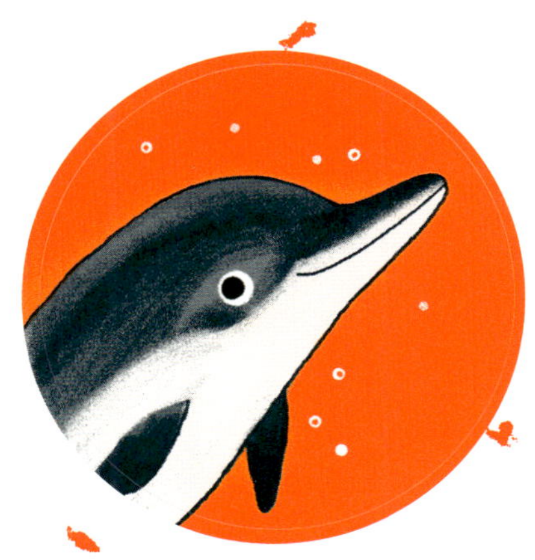

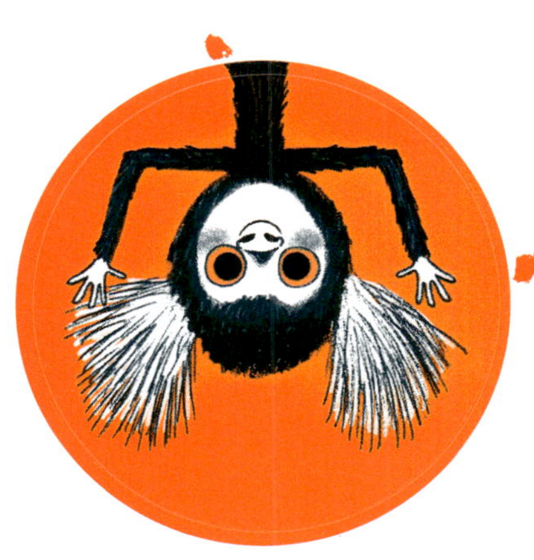

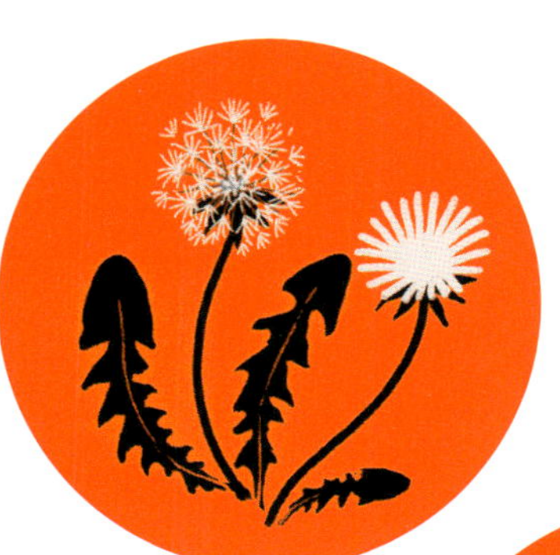
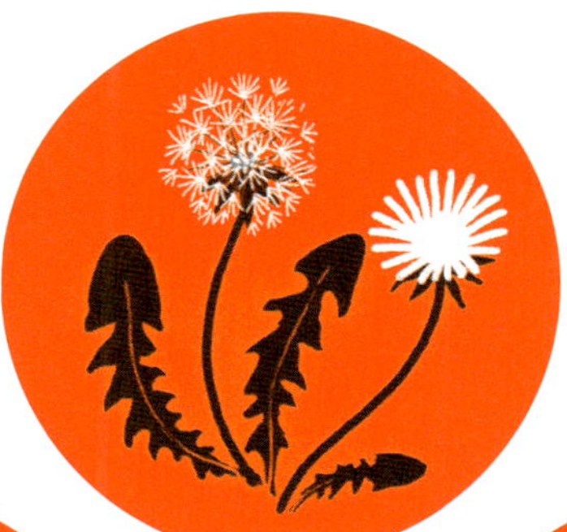
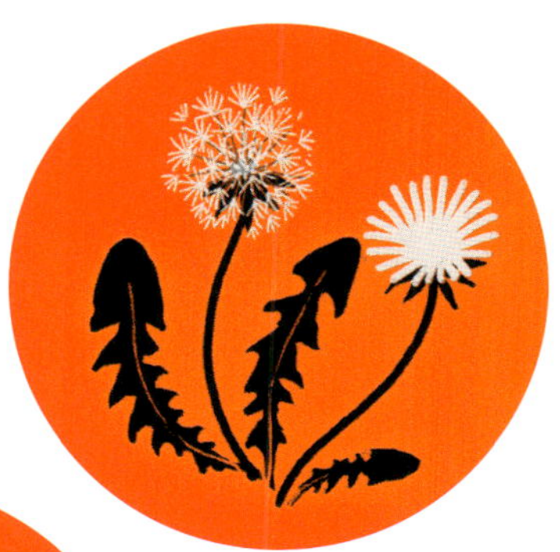
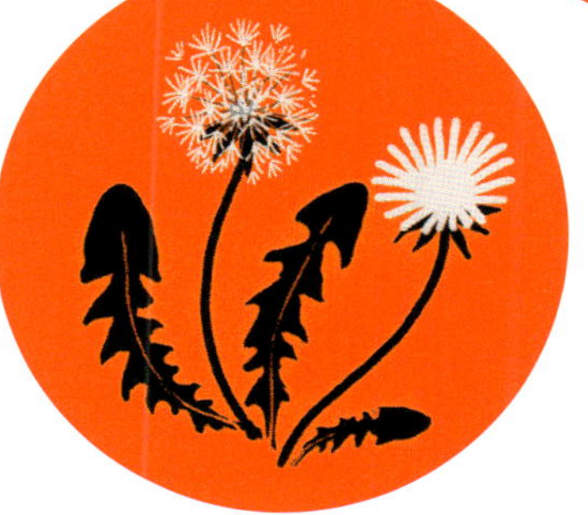
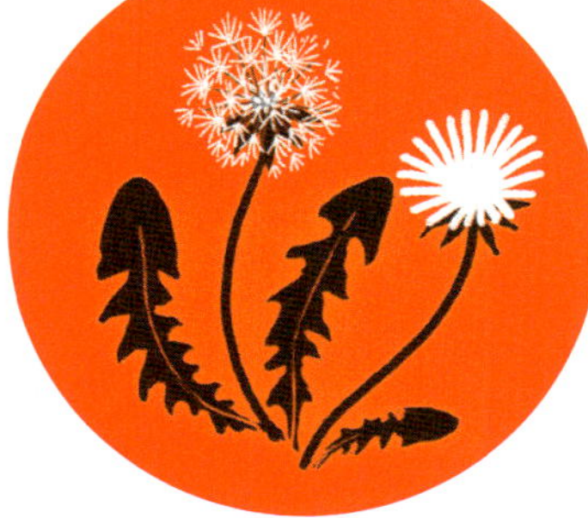

Ich liebe Pusteblumen

Seite 62–63

All deine Gedanken

Seite 64–65

Ich werde zu spät kommen.

Ich wünsche mir mehr Frieden auf der Welt.

Es wird schon gut gehen!

Ich hasse Suppe!

Ich muss unbedingt Kekse essen.

Ich kann gar nichts!

Niemand ist perfekt!

Mögen mich die anderen?

Meine Freundin mag mich nicht mehr.

Ich schaffe das!

Ich will fernsehen!

Ich bin nicht gut genug.

Ich kann nicht einschlafen.

Ich werde wütend, wenn man meine Sachen nimmt.

....

Alle Herzen haben die gleiche Farbe

Seite 84–85

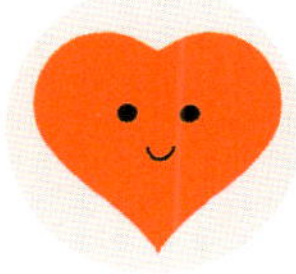

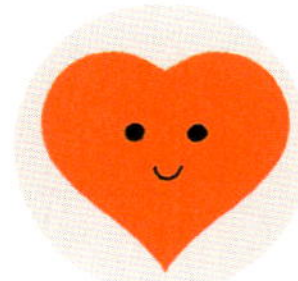
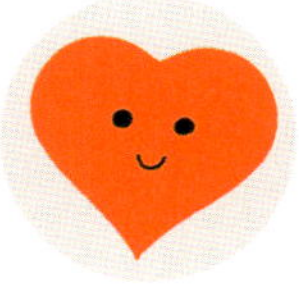